江苏“十四五”普通高等教育本科规划教材

国家级实验教学示范中心

人体局部解剖学实验

总主编　郑葵阳

主　编　刘志安　王玉兰

副主编　万法萍　刘亚南　张海锋

编　者　（按姓氏笔画排序）

于佳田　万法萍　马巧英　马 传 响　王玉兰

王海燕　刘亚南　刘志安　刘 美 英　刘洪梅

许海燕　孙德旭　沈晓君　杜 文 琪　李梦迪

吴　琼　宋　亮　张海锋　欧阳长杰　周星娟

赵春明　胡　涛　原　飞　梁　　昌　曾凡强

科 学 出 版 社

北　京

内 容 简 介

《人体局部解剖学实验》主要面向 5 年制本科医学院校的临床医学、麻醉学和医学影像学等专业开设“人体局部解剖学”课程的学生。本教材以教育部普通高等医药院校对人体解剖学教学的基本要求为依据，参考国家执业医师资格考试的相关人体解剖学内容，按照 40～60 学时组织教材内容。本教材内容共分为八章，即绪论、背部、四肢、颈部、头部、胸部、腹部、盆部与会阴。每章首先简要介绍局部概况，然后分若干个相对独立的实验，每个实验按照问题·思考、目的、原理、材料、方法与结果、注意事项等内容进行编排。为方便学生理论理解和实验操作，全书配有插图 100 余幅。

图书在版编目（CIP）数据

人体局部解剖学实验 / 刘志安，王玉兰主编. —北京：科学出版社，2022.2

ISBN 978-7-03-070597-6

Ⅰ. ①人… Ⅱ. ①刘… ②王… Ⅲ. ①局部解剖学–实验–医学院校–教材 Ⅳ. ①R323-33

中国版本图书馆 CIP 数据核字（2021）第 227530 号

责任编辑：张天佐　胡治国 / 责任校对：宁辉彩
责任印制：赵　博 / 封面设计：陈　敬

科学出版社 出版
北京东黄城根北街 16 号
邮政编码: 100717
http://www.sciencep.com

三河市春园印刷有限公司印刷
科学出版社发行　各地新华书店经销
*
2022 年 2 月第 一 版　开本：720×1000　1/16
2024 年 11 月第三次印刷　印张：9 3/4
字数：230 000

定价：49.80 元

（如有印装质量问题，我社负责调换）

高等院校医学实验教学系列教材
编审委员会

丛书前言

知识爆炸、信息化时代已经到来。现代医学教育演变改革，历经百年，已发展到以岗位胜任力为导向的医学教育新时代。今天，如何适应新时代知识传授的新特点、能力培养的新要求，以及当代大学生学习模式的悄然转变，已经成为当代医学教育的核心问题之一。徐州医科大学自 2004 年开展以 CBL 为载体的教育教学改革、2012 年开展以医学生岗位胜任力为导向的内涵式质量提升工程，以学生为中心的自主式学习正在全面、有序展开。

医学是实践性很强的生命科学，基础医学的学习是大学生步入医学的起始阶段，基础医学实验训练对医学生职业素质的养成和后续的专业学习，都有着很大影响。因此，加强基础医学教学实验中心建设，提高实验教学质量，培养大学生实践创新能力具有重要意义。以培养适应国家及区域医药卫生事业发展和经济社会建设需要的高素质、高水平卓越医学人才为根本任务，从“育人为本、德育为先、能力为重、全面发展”的教育理念出发，树立“以学生为主体、以能力培养为核心”的实验教学观，徐州医科大学基础医学国家级实验教学示范中心对基础医学实验课程进行了优化设计，组织编写了一套新颖的实验教材。本套实验教材以案例作为引导，构建“理论与实践相互结合、基础与临床相互渗透、教学与科研相互促进”的实验教学体系；构建模块化、层次化、多元化满足学生自主学习的实验教学新模式。本套实验教材按照医学生物学实验课程群、正常人体形态学实验课程群、疾病基础实验课程群、医学机能学实验课程群和病原生物学与免疫学实验课程群循序编排。在实验项目层次上，精简基础性实验和内容重复过多的实验，增加综合设计性实验和研究创新性实验比例，使学生通过实验课程的学习，系统掌握从“分子”、“细胞”、“组织”、“器官”到“系统”；从形态到功能；从正常到异常；从疾病诊断到防治等一套完整的基础医学实验的知识与技能，为后续的学习和工作打下坚实的基础。

本套实验教材是徐州医科大学基础医学国家级实验教学示范中心全体老师辛勤劳动的结晶，是我校多年来教学改革的成果体现。衷心感谢科学出版社对编写工作的热情鼓励和悉心指导。诚然，由于编者的学识、水平和能力的限制，难免存在诸多不足和遗憾，恳请广大专家、教师和学生提出宝贵意见与批评，为推动我国医学教育的发展共同努力。

郑葵阳

2017 年 12 月

前　言

本实验教材是国家级实验教学示范中心·高等院校医学实验教学系列教材的一个部分，也是江苏省高等学校重点教材（编号 2021-2-062）。医学是实践性很强的生命科学，实验训练对医学生职业素质的培养和后续的专业学习，都有着很大帮助，尤其是人体局部解剖学的尸体解剖。因此，加强人体局部解剖学实验教材建设，对于提高教学质量，培养学生实践创新能力具有重要意义。

医学教育模式已经逐渐由以知识结构和过程为基础的模式向以岗位胜任力为基础的模式发生转变，本实验教材正是在这种背景下编写出版的。本实验教材从“育人为本、德育为先、能力为重、全面发展”的教育理念出发，牢固树立以学生为主体、以能力培养为核心的实验教学观。本实验教材以案例为引导，力求构建理论与实践相互结合、基础与临床相互渗透、教学与科研相互促进的实验教学体系，构建模块化、层次化、多元化满足学生自主学习的实验教学新模式。本实验教材从编写理念到具体编排都做了一些新的尝试，是一本具较强创新性的教材。

本实验教材是《人体局部解剖学》理论教材的配套教材，以教育部普通高等医药院校对人体解剖学基本教学要求为依据，参考国家执业医师资格考试相关人体解剖学内容进行编写。主要面向 5 年制本科医学院校的临床医学、麻醉学和医学影像学等专业开设“人体局部解剖学”课程的学生。本书内容共分为八章，即绪论、背部、四肢、颈部、头部、胸部、腹部、盆部与会阴。每章先简要介绍局部概况，然后分为若干个相对独立的实验，自成一体。该教材图文并茂，充分体现学科特点，方便学生理论理解和实验操作。本教材中所涉及的专业术语以 2014 年全国科学技术名词审定委员会公布的《人体解剖学名词》（第 2 版）为准。

本实验教材的顺利出版是所有参编人员辛勤劳动的结晶，是我校多年来教学改革成果的体现；同时，离不开各级领导的支持和科学出版社对编写工作的悉心指导，在此一并致以崇高敬意！由于编者水平有限，本教材难免存在一些不足和遗憾，恳请广大读者提出宝贵意见或建议，以便再版修正。

刘志安

2021 年 2 月于徐州

目　　录

第一章 绪 论

局部解剖学（regional anatomy）是在系统解剖学的基础上，按照人体头部、颈部、胸部、腹部、盆部及会阴、背部（脊柱区）、上肢和下肢等局部顺序，着重介绍各局部区域内结构和器官的位置、毗邻、层次关系及其临床应用的一门科学，是解剖学的主要分科之一。它是在学习系统解剖学的基础上，通过尸体解剖和观察，巩固系统解剖学知识，是系统解剖学的继续和深入，为后续相关临床课程的学习和应用，尤其是外科手术学提供必要的形态学基础，因此，局部解剖学是基础医学与临床医学的重要桥梁学科。局部解剖学实验（experiment of regional anatomy）是局部解剖学的有机组成部分，它以尸体解剖作为主要研究手段，通过学生亲自操作，巩固和提高他们的解剖学知识和操作技能，使其理解和掌握人体各个局部的层次、结构和毗邻关系等基础理论；巩固基本知识和基本技能，培养学生的自主学习、观察、思考和动手操作能力，为培养优秀医学人才服务。

一、人体基本结构概况

人体可分为头部、颈部、胸部、腹部、盆部与会阴、背部（脊柱区）、上肢和下肢等若干局部。头部与躯干的基本结构大致相同，均由皮肤、浅筋膜、深筋膜、肌、骨骼等按层次共同构成腔壁，围成腔或管，容纳并保护神经、血管、器官等。颈部的结构可大致分为四个单元格，前方的内脏格、后方的支持格和两侧的血管神经格。四肢的结构，是以骨骼为支架，肌肉跨越关节附着于骨骼，深筋膜包盖着肌肉，浅筋膜封裹于皮下。全身各局部、各器官均有血管、神经分布，四肢的血管、神经多走行于关节的屈侧。

人体各部的器官结构及毗邻均已在影像解剖学中述及，现将与尸体解剖操作有关的人体基本结构的特点说明如下。

（一）皮肤

皮肤覆于体表，可分为两层，浅层为表皮，深层为真皮。真皮突起无数乳头，嵌入表皮深面，真皮深面借结缔组织纤维束（皮肤支持带）与浅筋膜相连。身体各部皮肤厚薄不一（厚度为 0.5～4mm），通常肢体屈侧皮肤较薄，伸侧皮肤较厚，但手、足的皮肤相反。手掌、足底及项、背、肩部皮肤最厚，眼睑、阴茎、小阴唇的皮肤最薄。各处皮肤纹理（Langer 线）也不一致，做皮肤切口时应注意到此点。

（二）浅筋膜

浅筋膜又称皮下脂肪或皮下组织，属疏松结缔组织，内有纤维交织且富含脂肪，遍布于全身皮下。不同人群浅筋膜的发育情况有所不同，儿童、妇女及丰腴者的浅筋膜厚；老年、男性、瘦弱者的浅筋膜则相反。同一个体的不同部位的浅筋膜发育情况也不一致，腹壁、臀部的浅筋膜较厚，眼睑、乳头、乳晕、阴茎等处浅筋膜甚薄。浅筋膜内纤维束的强弱、松紧，关系到皮肤的移动性及解剖时剥离皮肤的难易。头皮、项、背、手掌、足底等部的浅筋膜致密，使皮肤紧密连接于深部结构，其他部位的浅筋膜则较疏松并有弹性。

浅筋膜内有浅动静脉、淋巴管及皮神经分布。浅动脉一般细小不明显，浅静脉则较显著，有的相当粗大，浅静脉一般不与动脉伴行，行程中多相互吻合，并常与深静脉相交通，浅静脉最后穿深筋膜注入深静脉。浅淋巴管丰富，但很细小，管壁薄而透明，难以辨认。浅淋巴管行程中的某些部位（如头、颈、腋窝、腹股沟等处）可见到淋巴结。皮神经先走行在深筋膜深侧，然后穿出深筋膜，在浅筋膜内经行，并以细支分布于皮肤。

（三）深筋膜

深筋膜又称固有筋膜，是位于浅筋膜深面并包裹着肌肉的纤维组织膜。包盖在肌浅面者为深筋膜浅层；包被深层肌者为深筋膜深层。四肢的深筋膜还深入肌群，深部连于骨，特称肌间隔。身体各部的深筋膜，其厚薄强弱有所不同，躯干部者较弱，四肢者较强，上肢者较弱，下肢者较强，腕、踝部深筋膜浅层特别增厚，形成支持带。某些部位的深筋膜作为肌的起止点多增强成腱样结构，如胸腰筋膜、髂胫束等，在某些部位两层筋膜之间或筋膜与肌、骨等之间，由疏松结缔组织充填，称为筋膜间隙，感染时脓液可在间隙中蓄积蔓延。深筋膜（或有骨参加）还可形成包绕血管神经束或包被某些器官的囊鞘，称为（骨）筋膜鞘（囊）。在解剖操作过程中，应注意各处深筋膜的厚薄、纤维走向及与肌的关系，还要注意其形成的结构，如肌间隔、血管神经鞘等。

（四）肌

每一块横纹肌均由肌质和腱质两部分构成。肌质主要由肌纤维构成，其外面包有结缔组织形成的肌外膜。腱质主要由平行的胶原纤维束构成，位于肌的两端，肌以腱附着于骨。横纹肌绝大多数起、止于骨，部分肌可附着于筋膜、关节囊、韧带等处，少数肌附着于皮肤、黏膜或构成脏器壁（脏器横纹肌）。每块肌有特定的血管、神经分布，其血管常与支配该肌的神经伴行成束，在肌的特定部位进入肌内，此处称为该肌的血管神经门。

在某些肌或腱与骨、关节囊、筋膜的接触处常有滑膜囊形成。囊壁菲薄，囊内有滑液，有减少摩擦的作用。关节附近的滑膜囊有的与关节腔相通。在手和足一些毗邻骨面走行的长腱表面，深筋膜与滑膜囊共同形成双层筒状的腱鞘。鞘的外层称为腱纤维鞘，内层称为腱滑膜鞘。

（五）脉管

脉管包括动脉、静脉和淋巴管，它们常与神经伴行。

1. 动脉 管径较伴行静脉小，壁厚，腔圆，有弹性。没有灌注固定液的尸体，动脉颜色发白，管腔内空虚，不含血液。

2. 静脉 与动脉相比，静脉管径较大，管壁较薄，弹性较差。尸体的静脉管腔内常含有凝固的血块，呈紫蓝色。静脉的属支多，吻合多，浅静脉常在皮下吻合成网；深静脉常与动脉伴行，与中、小型动脉伴行的静脉常为两条，位于动脉的两侧。

3. 淋巴管 除胸导管和右淋巴导管较粗外，一般都很细小，壁薄透明，不经染色一般不易剖出。

4. 淋巴结 是插入淋巴管道中的淋巴器官，常呈扁椭圆形、灰红色、实质性、中等硬度。尸体的淋巴结如黄豆大小者，为正常；如有蚕豆大小或更大者，则为病态。

（六）神经

中枢神经包括位于颅腔内的脑和椎管内的脊髓，其表面有被膜包裹。

周围神经包括脑神经、脊神经和内脏神经，呈白色条索状或丝状、网状，有的吻合形成丛，在一定部位膨大形成神经节。周围神经常与血管伴行，形成血管神经束。有的周围神经还被结缔组织鞘包裹，只有剖开鞘后才能观察到其内的血管和神经。

（七）器官（内脏）

位于头、颈、胸、腹、盆各部，按结构特点可将其分为两类，一类是中空型（有腔型）器官，内含管腔，管壁为分层结构，如消化道、呼吸道、泌尿生殖道的器官；另一类是实质性器官，多为分叶性结构，如肝、胰、脾、肾、睾丸等，也有的实质性器官不具有分叶性结构，如卵巢。实质性器官的血管、神经一般集中进出器官，进出处称为该器官的“门”。

在尸体解剖过程中，常会遇到一些器官或结构出现变异或畸形的情况。变异是指出现率较低，对外观或功能影响不大的个体差异。畸形则指出现率极低，对外观或功能影响严重的异常形态结构。畸形（如先天性心脏畸形）与某些变异（如动脉起点、行径的类型）在临床上有重要意义，尸体解剖时应注意发现、观察和探讨。

二、解剖器械及其使用

1. 解剖刀 为解剖操作之常用器械。常以刀刃切开皮肤、切断肌肉等组织；以刀尖修洁血管和神经；以刀柄钝性分离组织等。一般右手持刀，其方式视需要而定，做皮肤切口时执刀用执弓法（操琴法），即用拇指与中、环、小指夹持刀柄，示指按于刀背，如持提琴弓状；解剖、修洁一般结构时，执刀用执笔法，即用拇指、示指、中指捏持刀柄前部（刀片附近），犹如执钢笔（图 1-1），多用手指运动，使刀做小幅度的往返，以保证其准确与细致。

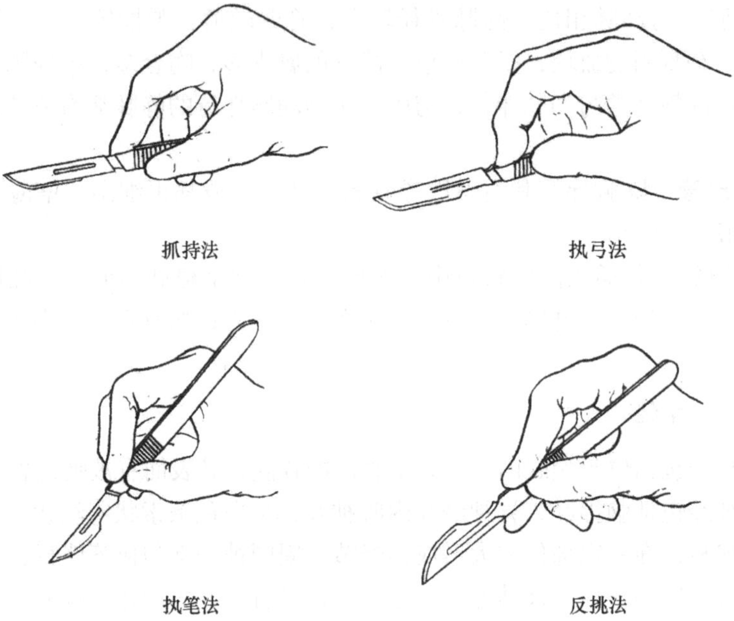
抓持法
执弓法
执笔法
反挑法

图 1-1　持刀法

工欲善其事，必先利其器。要保证解剖的效果和效率，必须保证刀刃的锋利，因此要及时磨刀或更换手术刀。磨刀时，先在磨石上加水，握稳刀柄，使刀刃与磨石面平行，来回移动，磨至锋利为止（刀刃迎光观察无反光白线）。磨石有粗细两种，磨刀要先用粗磨石后用细磨石，用力要均匀，运刀要细心，谨防误伤自己或他人手指。在解剖过程中，刀刃会逐渐变钝，应及时磨砺。现多用手术刀代替解剖刀，但手术刀片易变钝，需反复更换，平常保管时，切忌与其他刀、剪的锋刃碰撞或切割硬物。

2. 解剖镊　分有齿镊和与无齿镊两种（图 1-2）。前者用于夹持皮肤或较坚韧的结构；后者用以夹持神经、血管和肌肉等。切忌用有齿镊夹持神经、血管和肌肉，以防损坏结构。一般左手持镊（图 1-3），也可两手同时持镊作血管、神经的追踪和组织分离。使用解剖镊时不可用力旋扭，以免镊齿对合不良，甚至折断。

3. 解剖剪　有直、弯两种，并有长、短之分。剪刀尖有尖头和圆头，也有双圆或一钝一尖的，可按需要选用。一般圆头剪用作剪开组织，有时也用剪刀分离组织。一钝一尖或尖头直剪刀常用作剪线和拆线。

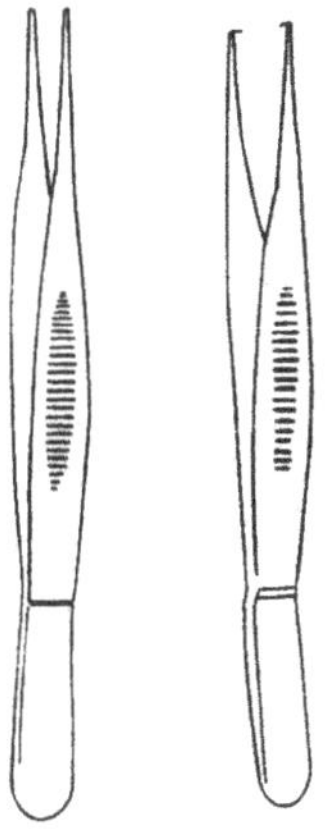

图 1-2　解剖镊

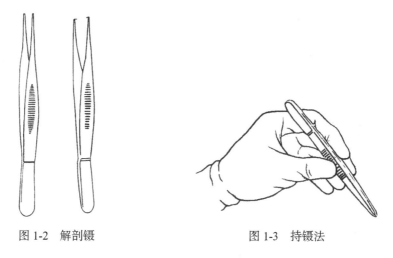

图 1-3　持镊法

正确的持剪方法，是将右手拇指和环指各伸入剪柄的一个环内，中指放在剪环的前方，示指压在剪刀轴处（图 1-4），这样能起到稳定和定向作用。

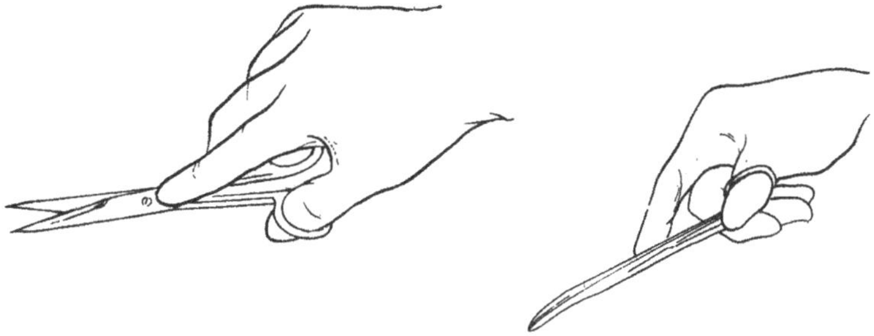

图 1-4　持剪（钳）法（左为持剪、右为持钳）

4. 血管钳　主要用于钳夹血管或出血点，亦称止血钳。血管钳在结构上的不同主要是齿槽床，由于手术操作的需要，齿槽床分为直、弯、直角、弧形（如肾蒂钳）等形状的。血管钳用法与解剖镊类似，也可用于剥皮时夹持牵拉皮肤。

5. 拉钩　类型较多，主要区别为宽窄、深浅和弯曲的角度不同，一般用于牵拉、暴露或固定结构，以利于操作进行。

6. 其他器械　剪断肋骨的肋骨剪；解剖椎管用的椎管锯；修整骨断端的咬骨钳；解剖脑的脑刀；打开椎管和颅腔时还需要锯子、凿子和锤子等。需要时向实验室技术员借用，用后立即返还。

每次实习课结束时，必须将所有器械擦拭干净，并妥善保管，对有尖或有刃的器械要分别放置，以防受损。

三、各种结构解剖要领

进行局部解剖操作，通常采用局部分层剖查法，由浅入深，逐层解剖。一般先观察、摸认体表标志（最好结合活体进行），然后切开并掀起皮肤，清除筋膜结缔组织，修去中、小静脉和淋巴管，显露肌、血管、神经和脏器等。除注意观察各层结构特点外，还要掌握结构间的相互关系。为查清深层结构，有时需切断其浅层结构，但通常只切断而不切除，剖查结束后仍将各层结构复位，始终保持完整的结构状态。

1. 皮肤解剖法 切皮要浅。先在尸体皮肤上按拟作切口用刀尖背划一线痕，沿此线将刀尖与皮肤呈直角刺入，抵抗减小提示刀尖已抵浅筋膜，随即将刀刃倾斜，与皮肤呈 45° 角切开皮肤。于两条切线相交处牵起皮肤的一角，用刀沿致密的真皮与疏松的皮下组织之间切断皮肤支持带，剥离皮片，掀起皮肤。如果不需仔细解剖皮下结构时，可将皮肤连同皮下组织一并掀起，直接暴露深筋膜。现将全身皮肤切口图示如下（图 1-5）。

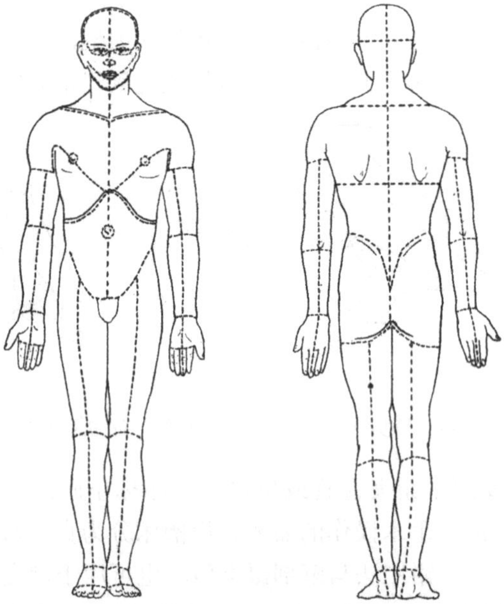

图 1-5 人体解剖皮肤切口（左为前面观、右为后面观）

2. 皮下组织解剖法 解剖皮下结构主要是为了暴露浅静脉和皮神经，清除结缔组织。浅静脉位于浅筋膜之中，沿其经过切开纤维脂肪组织即可将其暴露。皮神经初在浅筋膜深处潜行，逐渐分支浅出，可由皮神经穿出深筋膜处开始，沿其走向向神经末梢剖查。浅筋膜内某些部位有浅淋巴结分布，可用刀尖分开脂肪组织，找到淋巴结后将其稍微提起，用刀尖背面从淋巴结向周围轻轻推开，可见有某些细丝与淋巴结相连，此即淋巴结的输入与输出淋巴管。将主要浅静脉与皮神经剖出后予以保留，其余脂肪、纤维组织、淋巴结及小静脉一律修去，暴露出深筋膜。

3. 深筋膜解剖法 除个别部位外，一般边观察边剖除之。剖除时用镊提起筋膜，使刀刃平贴肌表，与肌纤维方向一致行刀，将筋膜从肌表切除。四肢及腰背部的深筋膜厚而致密，可成层地剖除或切开翻起；躯干大部分深筋膜与肌层结合较牢，因此只能小片切除；某些部位的深筋膜作为肌的起点或形成腱纤维鞘，则无须去除。

4. 肌解剖法 肌的解剖要求是清理、暴露，并进行观察。为此，必须修出肌的境界，去除肌表面的结缔组织，观察肌的位置、形态、起止、肌质与腱质的配布、肌纤维的方向及血管、神经的分布，进而领会该肌的作用。肌的起止点，有的位置较深，可不必追究。肌的血管、神经多从深面入肌，掀起肌时应多加注意，重要肌的血管、神经应予以剖出。有时为了观察深层结构，需要将肌切断，通常在近起点处切断，也可在肌腹或止端切断。应尽量保持肌与其血管、神经的完整性。

5. 血管、神经解剖法 解剖血管、神经的要求是：观察并清除中小静脉、淋巴结和结缔组织；显露并保留动脉和神经；通过剖查认明血管、神经的起始、行径、分支和分布情况。剖查血管、神经应从粗的一端开始，沿其经过，直到进入器官为止。操作宜用钝性分离法，即先用刀尖沿血管、神经走向，划开包绕它们的结缔组织，然后用镊子提起血管、神经，沿其两侧用刀尖背面或剪刀仔细作钝性分离。清除结缔组织或去除静脉、淋巴结时，要先用镊尖夹起要清除的组织（结构），确认其中无动脉或神经后，方可在直视下逐渐清除。切除较大的静脉需先在切除的两端分别作双重结扎，在结扎线之间切断，将血管去除，以免挤出瘀血玷污周围结构。

6. 脏器解剖法 解剖脏器的目的在于暴露并观察脏器的位置、形态、结构和血管、神经分布及其与周围脏器的毗邻关系。首先需原位暴露，观察其所在位置、体表投影、毗邻关系、浆膜配布及表面形态，进而剖查其血管、神经，必要时可切断血管、神经及其他固定装置，完整地取下脏器，进行观察辨认，或根据操作要求切开脏器，观察其内腔与腔壁或切面的结构。

7. 骨性腔洞解剖法 用咬骨钳、骨剪或用锯、凿打开腔洞，进行观察。

四、解剖操作具体要求

为了有效地进行尸体解剖，更好地学习影像解剖学，要求学生：

1. 重视解剖操作 尸体解剖是学习局部解剖学最有效、最重要的基本方法。学生必须重视尸体解剖操作，要珍惜、爱护尸体。操作过程中要不怕脏、不怕累、不怕甲醛刺激，勤于动手，善于观察，不断总结，充分利用尸体，学好局部解剖学和影像解剖学。

2. 剖前做好预习 剖前预习是保证解剖操作顺利进行、提高剖查效果的必要前提。每次实习前，学生必须阅读教材或实验指导，了解将要剖查的局部结构概况及大致的解剖操作步骤，做到剖查时心中有数、有的放矢。

3. 剖时严格操作 解剖操作的结果和质量将直接影响对局部结构的观察和认识，学生必须严格按照操作技术要求和指导提出的解剖步骤依次进行。需要剖查的结构应解剖清楚，充分显露，切忌草率行事、盲目切割。

4. 认真观察辨识 对局部结构的观察辨识是解剖操作的真正目的。在实习过程中，要边操作边观察，通过解剖，认识和掌握重要的局部结构。

为保证和达到上述的解剖操作和观察要求，每组同学应该分工明确，相互配合，轮流操作，相互协作，在实习过程中遵守实验室规则，还要注意爱护尸体标本，实习完毕后应放好尸体、打扫卫生。

第二章　背部（脊柱区）

背部又称脊柱区，以脊柱作为支架，其两侧为软组织。它上起枕外隆凸和上项线，下至尾骨尖，两侧为斜方肌前缘、三角肌后缘上份、腋后线、髂嵴后份、髂后上棘至尾骨尖的连线。自上而下可分为项区、胸背区、腰区和骶尾区。

实验一　模拟腰椎穿刺

【问题·思考】

1. 腰椎穿刺的位置、体位及其定位。
2. 腰椎穿刺经过哪些层次？
3. 腰椎穿刺的意义是什么？

【目　　的】

模拟腰椎穿刺，为临床腰椎穿刺打下坚实的基础。

【原　　理】

大体标本和活体具有相似或相同的形态结构，故可借助尸体解剖模拟临床腰椎穿刺的相关内容。

【材　　料】

大体标本、脊柱标本、脊柱模型、穿刺针、常规解剖器械等。

【方法与结果】

以尸体解剖为主。

1. 腰椎穿刺的体位、位置及其定位　腰椎穿刺一般采用侧卧屈膝位。为了避免损伤脊髓，腰椎穿刺一般在第 3 和第 4 或第 4 和第 5 腰椎的棘突间隙进行。两侧髂嵴最高点的连线一般平对第 4 腰椎棘突，据此可进行腰椎穿刺的定位。

2. 腰椎穿刺的层次　将穿刺针于第 3 和第 4 或第 4 和第 5 腰椎棘突间隙刺入，缓慢进针，边进针边体会针感。穿刺针依次穿通皮肤、浅筋膜、棘上韧带、棘间韧带、黄韧带，进入椎管，再穿通硬脊膜和蛛网膜，进入蛛网膜下腔。当穿透黄韧带时有非常明显的突破感，此时已进入硬膜外隙；继续缓慢进针，当穿透硬脊膜时再次出现明显的突破感，此时已进入蛛网膜下腔，在活体将有脑脊液流出。

3. 腰椎穿刺的意义 腰椎穿刺在临床上是一种常用的诊疗技术，根据不同的需要可进行硬膜外隙麻醉，抽取脑脊液进行生化检查，抽取脑脊液进行颅内减压，也可通过腰椎穿刺将药物注入蛛网膜下腔进行相关的诊疗。

【注 意 事 项】

1. 由于尸体情况不一，体会腰椎穿刺的标准体位即可。

2. 注意正确定位，两侧髂嵴最高点的连线一般平对第 4 腰椎棘突，据此可进行腰椎穿刺的定位。

实验二 解剖背部软组织

【问题·思考】

1. 背肌组成、分层及血液供应和神经支配。
2. 腰上三角的位置、围成、内容和重要性。
3. 枕下三角的位置、围成、内容和重要性。

【目 的】

剖查背部软组织即皮肤、筋膜、肌肉、血管、神经和主要的局部结构。

【原 理】

以大体标本为研究对象，对背部的一些重要结构和局部结构进行剖查和验证。

【材 料】

大体标本、背肌标本、常规解剖器械等。

【方法与结果】

以尸体解剖为主。

一、尸位

尸体俯卧，颈下垫高或使头部垂于台端。

二、摸认体表标志

摸认枕外隆凸、上项线、乳突、第 7 颈椎棘突、肩胛冈、肩峰、肩胛骨下角、第 12 肋（较长时可在竖脊肌外侧缘触及）、髂嵴、髂后上棘、骶角等骨性标志。

三、切皮、翻皮片

作如下皮肤切口（图 1-5）：①背中线切口，自枕外隆凸沿后正中线向下切至骶骨后面中部；②枕部横切口，自枕外隆凸沿上项线向外侧切至乳突；③肩部横切口，自第 7 颈椎棘突向外侧切至肩峰，再沿肩部侧方向下切至三角肌止点，然后向内侧环切上臂后面；④背部横切口，平肩胛骨下角自后正中线向外侧切至腋后线；⑤髂嵴弓形切口，自骶骨后面中部向外侧沿髂嵴弓状切至腋后线，注意此切口不可过深，以免损伤由竖脊肌外侧缘穿至臀部的臀上皮神经。上述 5 条切口将背部两侧皮肤各分为上、中、下 3 片。

将 3 片皮肤连同浅筋膜一起分别自内侧向外侧逐渐翻起。上片翻至项部侧方；中片与下片翻至腋后线，中片并沿肩部侧方翻向腋后。在翻起皮片过程中，注意在后正中线侧方有脊神经后支和肋间后血管的后支穿出深筋膜；背上部脊神经后支穿出处近棘突，下部胸神经后支穿出处在肋角附近，随观察随切断之。第 1～3 腰神经后支（臀上皮神经）从竖脊肌外侧缘越髂嵴至臀部，慎勿切断。

四、解剖浅层结构

1. 剖查皮神经与浅血管　在中线侧方残余浅筋膜中寻找 1～2 支脊神经后支的皮支及其伴随的细小血管。第 2 胸神经后支的皮支最长，可平肩胛冈寻认。在枕外隆凸外侧 2～3cm 处剖出枕大神经，它从斜方肌枕骨起始部穿出，上行至颅后，其外侧有枕动脉伴行。在腰部，于竖脊肌外侧缘清除脂肪，剖出臀上皮神经，伴行的腰动脉细支不必查找（图 2-1）。

2. 清除背部残余的浅筋膜。

五、解剖深层结构

1. 解剖背深筋膜浅层　背深筋膜浅层包裹斜方肌和背阔肌，于棘突、肩胛冈、肩峰和髂嵴等处附着于骨面，边观察边剖除之，修洁斜方肌和背阔肌。修洁肌肉表面时，应使肌肉略微紧张，顺肌纤维方向清除筋膜。在项区清理至斜方肌外侧缘即可，不要再向外侧剥离，以免损伤副神经和颈丛的分支。在胸背和腰区修洁背阔肌时，注意不要修去该肌起始部的腱膜。在腰部外侧背阔肌前方，修出腹外斜肌的后缘。

2. 原位观察背浅肌浅层与浅部肌间三角　观察斜方肌和背阔肌（图 2-1），它们主要起于背部中线，斜方肌上方还起于枕骨上项线，斜方肌止于肩胛冈、肩峰和锁骨，背阔肌止于肱骨小结节嵴。在斜方肌外下缘、背阔肌上缘和肩胛骨脊柱缘之间查认听诊三角。在背阔肌外下缘、髂嵴和腹外斜肌后缘之间查认腰下三角，其深面为腹内斜肌。

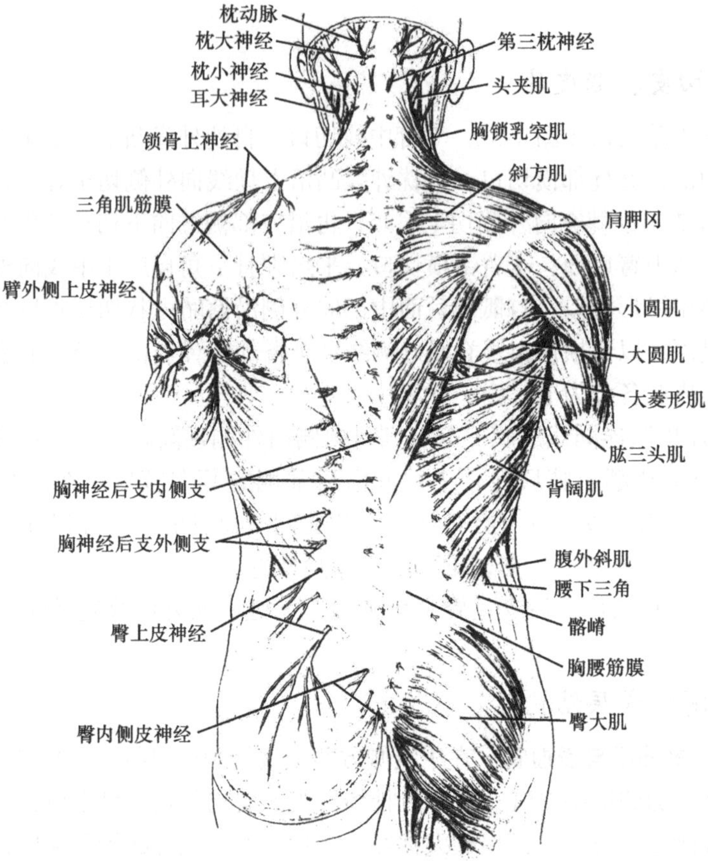
枕动脉
枕大神经
枕小神经
耳大神经
锁骨上神经
三角肌筋膜
臂外侧上皮神经
胸神经后支内侧支
胸神经后支外侧支
臀上皮神经
臀内侧皮神经
第三枕神经
头夹肌
胸锁乳突肌
斜方肌
肩胛冈
小圆肌
大圆肌
大菱形肌
肱三头肌
背阔肌
腹外斜肌
腰下三角
髂嵴
胸腰筋膜
臀大肌

图 2-1 背部皮神经和背肌浅层

3. 解剖斜方肌和背阔肌 ①解剖斜方肌：从斜方肌外下缘紧贴肌肉深面插入刀柄，钝性分离至胸椎棘突起始部，沿中线外侧 1cm 处由下向上纵行切断此肌并向外侧翻起，翻至肩胛冈的止点。注意此肌深面贴靠菱形肌，翻起时不要伤及。再沿上项线切断斜方肌枕部起点（注意保留枕大神经），翻向下方。在斜方肌上外侧缘有副神经和颈横血管的升支（颈浅血管）进入该肌深面，不要向颈侧深追。翻起斜方肌后，沿副神经及其伴行血管清除周围的结缔组织和小静脉。②解剖背阔肌：从背阔肌外下缘紧贴其深面插入刀柄，钝性分离，然后沿背阔肌肌质与腱膜移行线外侧 1cm 处切断此肌，翻向外侧。翻起时注意将此肌与其深面的下后锯肌分开，同时注意观察并切断此肌在下位 3～4 肋和肩胛骨下角背面的起点。至近腋处可见胸背血管、神经进入此肌深面，清理并观察之。

4. 解剖背浅肌深层和腰上三角 ①解剖背浅肌深层：背浅肌深层包括肩胛提肌、菱形肌、上后锯肌和下后锯肌（图 2-2）。在肩胛骨上方和内侧修洁肩胛提肌和菱形肌，前者张于颈椎横突与肩胛骨上角之间，后者起于第 6 颈椎至第 4 胸椎棘突，止于肩胛骨脊柱缘。沿中线侧方 1cm 处切断菱形肌，翻向外侧，显露上后锯肌，该肌张于棘突与第 2～5 肋之间。在肩胛提肌和菱形肌深面剖查肩胛背神经和血管。沿中线侧方 1cm 处切断上后锯肌，翻向外侧，显露背深肌的夹肌。在胸背和腰部移行处修洁下后锯肌，此肌甚薄，起于中线，止于第 9～12 肋。沿背阔肌切断线切断此肌，向外侧翻起，查认其肋骨止点。②剖查腰上三角：腰上三角由下后锯肌下缘、竖脊肌外侧缘与腹内斜肌后缘共同围成，如果第 12 肋也参与围成，则形成四边形区。此区浅面为背阔肌覆盖，深面为腹横肌起始腱膜，腹横肌深面有肋下神经、髂腹下神经和髂腹股沟神经斜过，此处为经腰区进行肾手术的入路，是腰疝的好发部位，也是检查叩诊肾和肾囊封闭的进针部位。

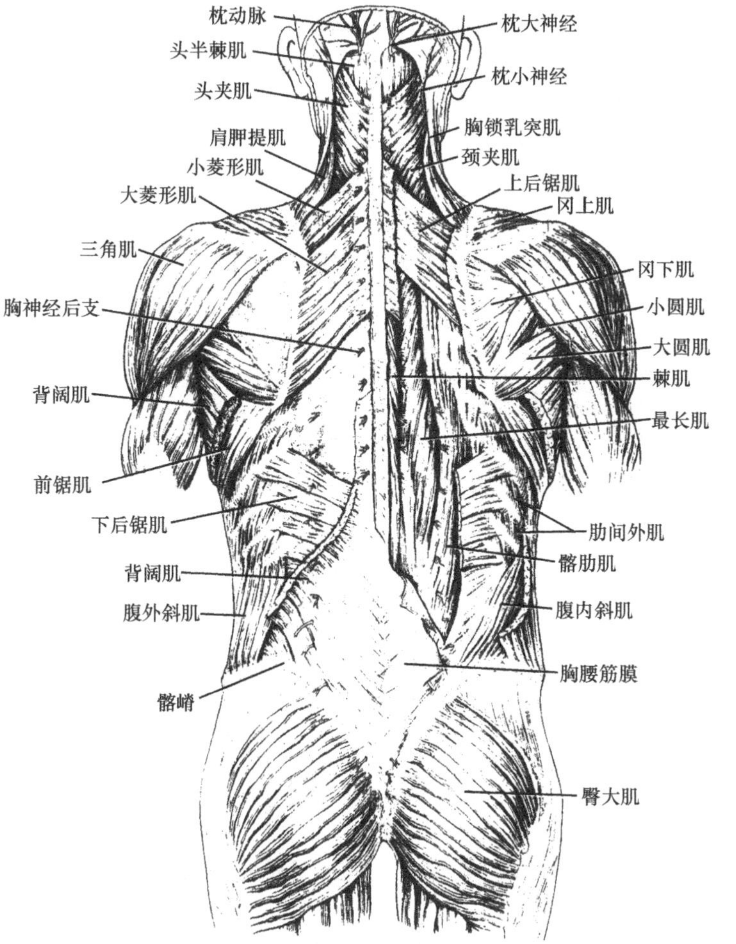
枕动脉
枕大神经
头半棘肌
枕小神经
头夹肌
胸锁乳突肌
肩胛提肌
颈夹肌
小菱形肌
上后锯肌
大菱形肌
冈上肌
三角肌
冈下肌
胸神经后支
小圆肌
大圆肌
棘肌
背阔肌
最长肌
前锯肌
肋间外肌
下后锯肌
髂肋肌
背阔肌
腹内斜肌
腹外斜肌
胸腰筋膜
髂嵴
臀大肌

图 2-2　背肌中层和背肌深层

5. 解剖背深筋膜深层　①剖除项筋膜，修洁夹肌；②剖查胸腰筋膜。该筋膜覆盖竖脊肌，在腰区特别发达，分为三层。沿竖脊肌中线纵切胸腰筋膜后层，向两侧掀起，暴露竖脊肌，牵向内侧，探查此肌深面的胸腰筋膜中层，体会竖脊肌鞘的形成（图 2-2）。在中层深侧，有腰方肌及胸腰筋膜前层，暂不追究。

6. 解剖竖脊肌 竖脊肌为背深层长肌，纵列于脊柱侧方，下方起于骶骨背面和髂嵴后部，向上分为三列（图 2-2）。试从腰部向上钝性分离此肌的三列：外侧列为髂肋肌，止于各肋；中间列为最长肌，止于各椎横突，上端到达乳突；内侧列为棘肌，纤维止于棘突。竖脊肌是维持人体直立和行走的一块重要肌肉。

7. 解剖枕下三角 于项和胸背移行处沿中线侧方切断夹肌起点，翻向外上，再将其深侧的半棘肌从枕骨附着部切断，翻向下方。清理枕下三角，其内上界为头后大直肌，外上界为头上斜肌，外下界为头下斜肌。三角内有从外侧向内侧横行的椎动脉，动脉下缘有枕下神经穿出，支配枕下诸肌。

【注 意 事 项】

1. 背肌的血液供应和神经支配。

2. 竖脊肌的肌纤维分部和起止。

3. 枕下三角位置隐蔽，需要耐心解剖。

实验三 打开椎管、解剖椎管

【问题 · 思考】

1. 椎管是如何形成和围成的？
2. 椎管的内容有哪些？
3. 椎间孔的围成和内容及其与颈肩痛和腰腿痛的关系。

【目 的】

椎管内容纳隶属于中枢神经的脊髓，故是一个重要的结构。通过实验，掌握椎管的围成和内容，以及椎间孔的围成和内容，为临床椎管和椎间孔相关疾病的诊疗打下坚实的基础。

【原 理】

以大体标本为研究对象，对椎管的相关内容进行剖查和验证。

【材 料】

大体标本、椎管标本、脊髓标本、石膏锯、咬骨钳、常规解剖器械等。

【方法与结果】

以尸体解剖为主。

一、打开椎管

使尸体头部俯垂于解剖台端并垫高腹部。剖除各椎骨和骶骨后面附着的肌肉，保留一些脊神经后支，留待追查其与椎骨的关系及和脊髓的连接。

在各椎骨关节突和骶骨骶中间嵴（第 4 胸椎至第 5 腰椎的关节突）内侧（中线旁 2cm、紧靠关节突关节内侧）用石膏锯锯断椎弓板，从上、下两端用凿子凿断椎管后壁，掀起并观察相邻椎弓板之间的黄韧带（图 2-3）。锯或凿椎弓板时，要注意把握深度，以免损伤脊神经根和脊髓。

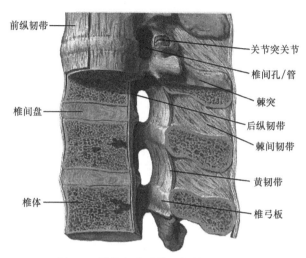

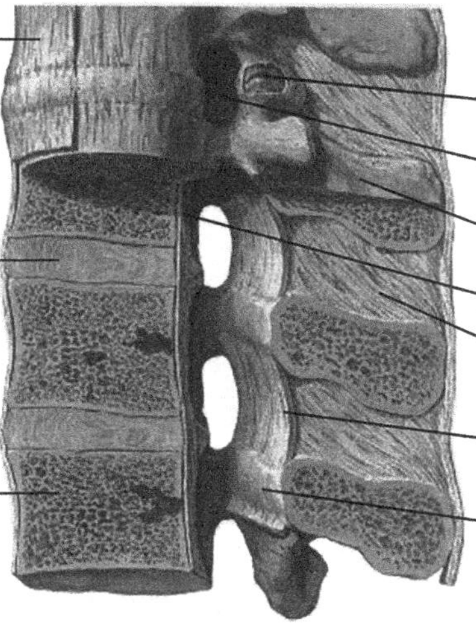
前纵韧带
关节突关节
椎间孔/管
棘突
椎间盘
后纵韧带
棘间韧带
黄韧带
椎体
椎弓板

图 2-3　椎骨间的连结及椎管和椎间孔

二、解剖椎管

1. 剖查椎管的围成　椎管是个骨纤维性管道，由椎骨的椎孔和骶骨的骶管连接而成，上经枕骨大孔与颅腔相通，下达骶管裂孔而终止。打开椎管后壁后，可见椎弓板、黄韧带和关节突关节构成椎管的后壁；剖查椎管的两侧壁，由椎弓根和椎间孔构成；剖查椎管的前壁，由椎体后面、椎间盘后缘和后纵韧带构成（图 2-3）。

2. 剖查椎管的内容　查看椎管壁与硬脊膜之间的硬膜外隙，清除硬膜外隙内的脂肪和椎内静脉丛。沿中线小心剪开硬脊膜，留心此膜与其深面菲薄透明的蛛网膜之间即为潜在的硬膜下隙。提起并剪开蛛网膜，打开蛛网膜下腔及其下端的终池（图 2-4）。活体状态下，蛛网膜下腔内充满无色透明的脑脊液，椎管蛛网膜下腔内的脑脊液约为 35ml，而整个中枢神经系统的脑脊液总量为 120～150ml，尸体标本中的脑脊液由于各种原因多已流失。软脊膜极薄，紧贴脊髓表面，富含血管。供应脊髓血供的动脉顶戴着软脊膜进入脊髓内部，并在血管周围形成血管周隙，蛛网膜下腔内的脑脊液通过该隙渗透到脊髓组织内（图 2-5）。

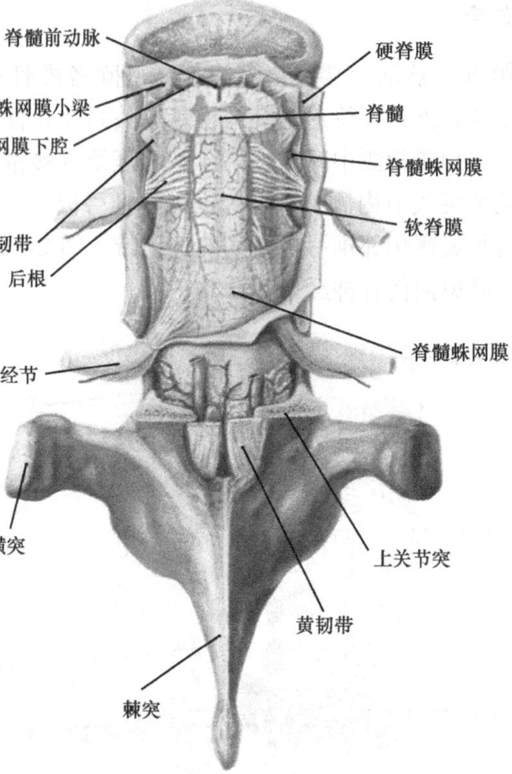
脊髓前动脉
硬脊膜
蛛网膜小梁
脊髓
蛛网膜下腔
脊髓蛛网膜
软脊膜
齿状韧带
后根
脊髓蛛网膜
脊神经节
横突
上关节突
黄韧带
棘突

图 2-4　脊髓的被膜及其形成结构

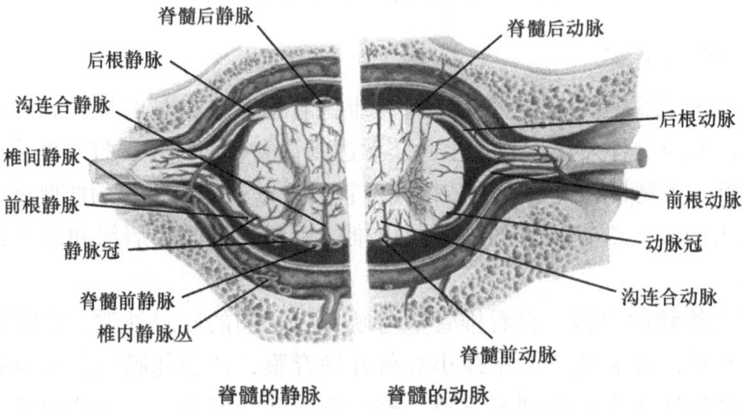
脊髓后静脉
脊髓后动脉
后根静脉
沟连合静脉
后根动脉
椎间静脉
前根静脉
前根动脉
静脉冠
动脉冠
脊髓前静脉
沟连合动脉
椎内静脉丛
脊髓前动脉
脊髓的静脉
脊髓的动脉

图 2-5　脊髓的血管

软脊膜在脊髓两侧、脊神经根之间形成 20～21 对三角形的齿状韧带，呈冠状位。三角的底朝向脊髓，尖指向硬脊膜，对脊髓起到重要的固定作用（图 2-4、图 2-6）。

结合标本观察脊髓外形（颈膨大、腰骶膨大）及其血管、脊髓圆锥、终丝和马尾及脊神经根丝、脊神经根、脊神经节和脊神经干。

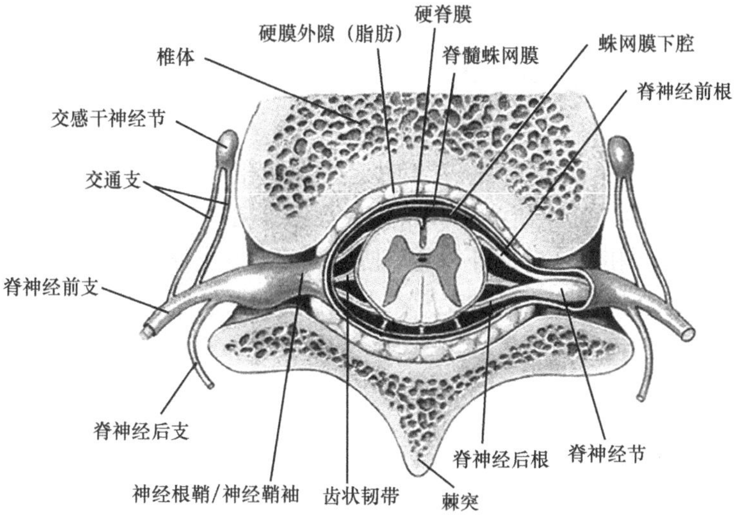

硬脊膜
硬膜外隙（脂肪）
椎体
脊髓蛛网膜
蛛网膜下腔
脊神经前根
交感干神经节
交通支
脊神经前支
脊神经后支
神经根鞘/神经鞘袖
齿状韧带
棘突
脊神经后根
脊神经节

图 2-6 椎管和椎间孔及其内容

3. 剖查椎间孔的围成及其内容 用咬骨钳咬除 2～4 个椎间孔后缘的骨质并打开椎间孔。观察椎间孔的围成，其后壁为关节突关节；前壁为椎体和椎间盘；上、下壁为相邻椎弓根的椎下、上切迹。剖查椎间孔内的脊神经根及来自节段性动脉的根动脉。再次查看脊神经根、脊神经节、脊神经干和脊神经的前支和后支。观察脊神经根与椎间盘后缘的关系，理解椎间盘突出的相关问题。查看脊神经与脊髓被膜的关系，理解神经鞘袖（神经根鞘）的概念（图 2-3、图 2-5）。

【注 意 事 项】

1. 用石膏锯锯断椎弓板，从上、下两端用凿子凿断椎管后壁时，一定要细心、完整，不然将会影响后面的解剖。

2. 构成椎管壁和围成椎间孔的任何结构发生病变，如骨质增生、椎间盘突出、椎管肿瘤及黄韧带肥厚等均可导致椎管和椎间孔（管）管腔变形或狭窄，压迫其内容物或刺激脊神经根或脊髓而出现腰腿痛等一系列的临床症状和体征。

第三章　四　　肢

四肢包括左、右上肢和左、右下肢，均与躯干相连。上肢连于躯干的外上部，运动灵活多样，其远端可进行抓、拿、捏等精细活动；下肢连于躯干的下部，除了具有运动和行走功能外，还可使身体直立并支撑体重。由于上下肢的功能不同，其结构和构造亦有较大差异：上肢骨骼轻巧，关节囊薄而松弛，肌肉多而细小，运动更为灵活；下肢骨骼粗大，关节囊厚而坚韧，肌肉粗壮发达，稳固性更强。

实验一　解剖腋窝

【问题·思考】

1. 腋窝各壁的组成及其结构特点，腋窝内血管、神经和淋巴结群的位置。
2. 腋动脉的起止、行程和分段；腋静脉的行程及其主要属支。
3. 臂丛的组成及其主要分支。
4. 腋淋巴结的位置及其引流区域。

【目　　的】

剖查腋区的皮肤、肌肉、筋膜、血管和神经，观察腋窝的围成、腋动脉的分支、臂丛的分支和腋淋巴结的分群。

【原　　理】

以大体标本为研究对象，对腋窝内的重要器官和局部结构进行剖查和验证。

【材　　料】

大体标本、腋窝标本、常规解剖器械、结扎线等。

【方法与结果】

以尸体解剖为主。

一、尸位

尸体仰卧，上肢外展，手掌向前。

二、摸认体表标志

颈静脉切迹、胸骨角、剑突、胸骨下角、肋弓、锁骨、肩峰、喙突。

三、解剖腋窝

按下列步骤解剖腋窝的境界及其邻近的结构（图 3-1～图 3-4）。

1. 解剖腋窝前壁　见第六章“解剖胸前区”。

2. 解剖腋窝底　将臂外展 90°，细心清除腋筋膜及其深面的疏松结缔组织，注意观察埋藏在疏松结缔组织内的中央淋巴结（中央群），观察后予以清除。

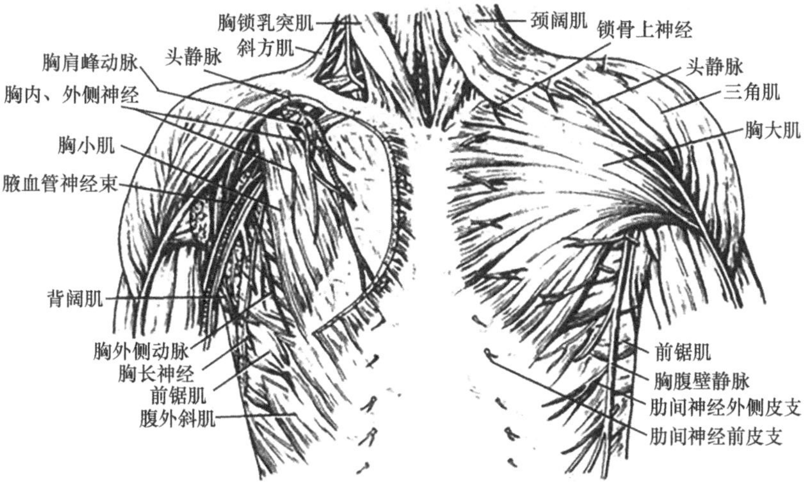
胸锁乳突肌
斜方肌
颈阔肌
锁骨上神经
胸肩峰动脉
头静脉
胸内、外侧神经
胸小肌
腋血管神经束
背阔肌
胸外侧动脉
胸长神经
前锯肌
腹外斜肌
头静脉
三角肌
胸大肌
前锯肌
胸腹壁静脉
肋间神经外侧皮支
肋间神经前皮支

图 3-1　胸前区和腋窝

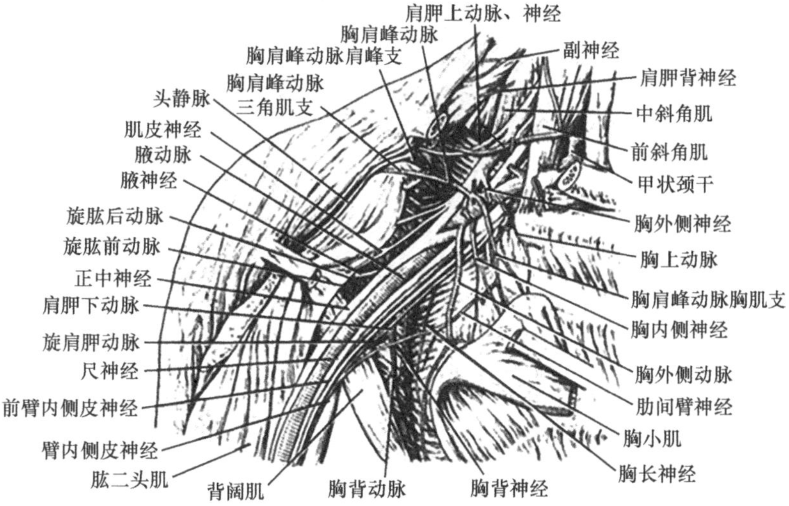
肩胛上动脉、神经
胸肩峰动脉
胸肩峰动脉肩峰支
胸肩峰动脉
三角肌支
头静脉
肌皮神经
腋动脉
腋神经
旋肱后动脉
旋肱前动脉
正中神经
肩胛下动脉
旋肩胛动脉
尺神经
前臂内侧皮神经
臂内侧皮神经
肱二头肌
背阔肌
胸背动脉
胸背神经
副神经
肩胛背神经
中斜角肌
前斜角肌
甲状颈干
胸外侧神经
胸上动脉
胸肩峰动脉胸肌支
胸内侧神经
胸外侧动脉
肋间臂神经
胸小肌
胸长神经

图 3-2　腋窝（1）

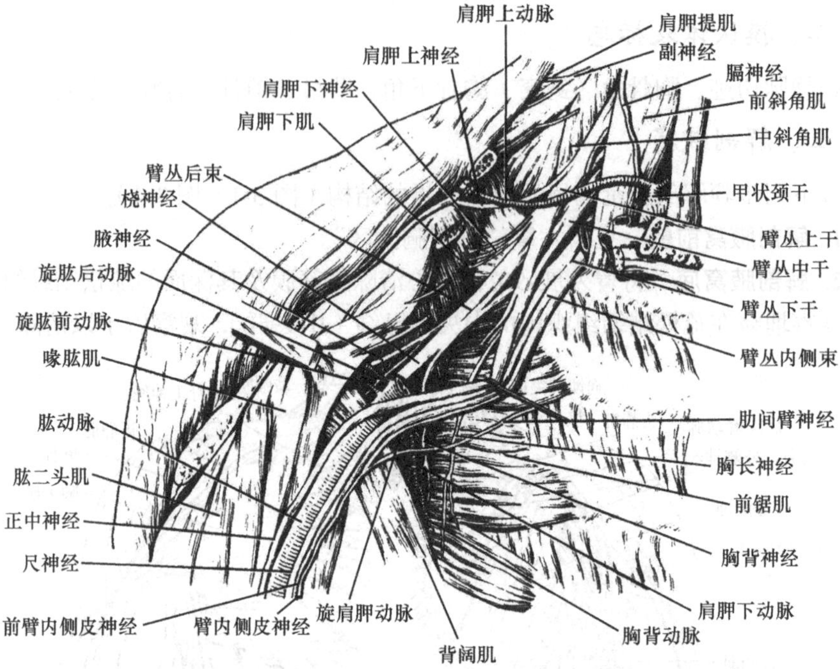
肩胛上动脉
肩胛提肌
肩胛上神经
副神经
膈神经
肩胛下神经
前斜角肌
肩胛下肌
中斜角肌
臂丛后束
桡神经
甲状颈干
腋神经
臂丛上干
旋肱后动脉
臂丛中干
旋肱前动脉
臂丛下干
喙肱肌
臂丛内侧束
肋间臂神经
肱动脉
胸长神经
肱二头肌
前锯肌
正中神经
胸背神经
尺神经
肩胛下动脉
前臂内侧皮神经
臂内侧皮神经
旋肩胛动脉
胸背动脉
背阔肌

图 3-3　腋窝（2）

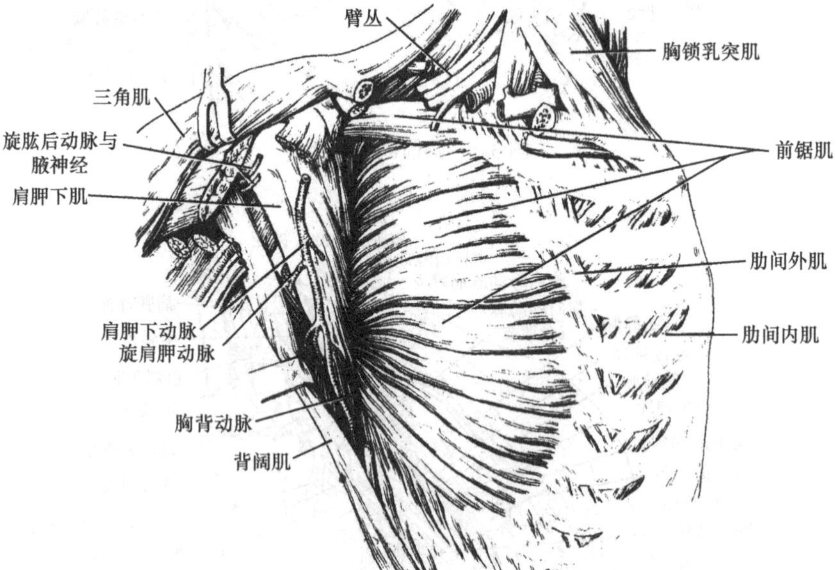
臂丛
胸锁乳突肌
三角肌
旋肱后动脉与
腋神经
前锯肌
肩胛下肌
肋间外肌
肩胛下动脉
旋肩胛动脉
肋间内肌
胸背动脉
背阔肌

图 3-4　腋窝后壁

3. 解剖腋窝外侧壁　用镊子小心除去腋窝外侧部的疏松结缔组织，观察腋鞘包绕的腋血管和臂丛，循腋血管清除腋鞘结缔组织及其周围的外侧淋巴结（外侧群），显露腋动、静脉。于腋动脉的外侧查认正中神经并向上追查，其内、外侧根分别起始于臂丛内、外侧束。从肩胛骨喙突向下清理喙肱肌和肱二头肌短头，并查认臂丛外侧束，进入喙肱肌的肌皮神经。在腋动、静脉之间剖查内侧束分出的前臂内侧皮神经和尺神经。臂内侧皮神经细小，从内侧束较高部位分出，下行于腋动脉的内侧。

4. 解剖腋窝内侧壁　清理出前锯肌的境界。前锯肌以 8～9 个肌齿起自第 1～8 或 9 肋骨的外面，向后绕胸廓外侧壁止于肩胛骨内侧缘和下角。在前锯肌表面，腋中线前有发自腋动脉中段行向前下的胸外侧动脉，其伴行的胸外侧静脉向上注入腋静脉。在胸外侧血管后方有胸长神经沿腋中线稍后方垂直下行，胸长神经在颈根部由臂丛根分出。沿胸外侧血管有胸肌淋巴结（前群）排列。剖除淋巴结、静脉和筋膜，保留动脉和神经。

5. 解剖腋窝后壁　清理腋血管后方臂丛后束的分支：桡神经、腋神经、肩胛下神经和胸背神经。如血管神经束牵张过紧，可将上臂向前抬起。桡神经向前下方经大圆肌和背阔肌腱的前面斜向臂后，暂勿深追。在桡神经的上外侧清理出旋肱前动脉，该动脉发自腋动脉下段外侧壁，绕肱骨外科颈前面行向外侧。于腋动脉后方清理出腋神经和旋肱后动脉，旋肱后动脉发自腋动脉下段（可与旋肱前动脉共干），伴腋神经向后穿四边孔，绕肱骨外科颈后方行向外侧。

在肩胛下肌和大圆肌表面分离出肩胛下动脉及其发出的胸背动脉和旋肩胛动脉。肩胛下动脉发自腋动脉下段，其分支与肩胛下神经分布于肩胛下肌和大圆肌。肩胛下神经通常有上、下两支。胸背动脉伴胸背神经分布于背阔肌。旋肩胛动脉向后穿三边孔至肩胛骨背面。

腋窝后壁处的疏松结缔组织中有肩胛下淋巴结（后群），观察后清除之。观察肩胛下肌，该肌起于肩胛下窝，止于肱骨小结节。大圆肌在肩胛下肌的下方，起于肩胛骨下角的背面，止于肱骨小结节嵴。上述两肌与肱骨共同围成一隙，肱三头肌长头在两肌后方下行，将此隙分成外侧的四边孔和内侧的三边孔。

6. 剖查腋窝尖　腋窝尖有尖淋巴结（尖群），观察后予以清除。腋窝尖由锁骨中段、第一肋外缘和肩胛骨上缘围成，上通颈根，锁骨下血管在此移行为腋血管，并有臂丛通过。

【注 意 事 项】

1. 清理血管神经时，除保留头静脉及其注入处以上的腋静脉外，其余静脉均予剖除，以清视野。剖除腋静脉时，应先于切断处作双重结扎，然后在两结扎线间切断，以免血管内淤血被挤出污染周围的结构。

2. 腋动脉分支的起点个体差异较大，查认时应按其走向和分布来确定其名称。

实验二 解剖臂前区和肘前区

【问题·思考】

1. 肱二头肌的起止、作用和神经支配。
2. 臂前骨筋膜鞘的围成和内容。
3. 肌皮神经、肱动脉的起始、行程及分布。
4. 肘窝的位置、围成和通行内容。

【目 的】

剖查臂前区和肘前区的皮肤、肌肉、筋膜、血管和神经，观察重要的局部结构。

【原 理】

以大体标本为研究对象，对臂前区和肘前区重要的组织结构和局部结构进行剖查和验证。

【材 料】

大体标本、上肢标本、常规解剖器械等。

【方法与结果】

以尸体解剖为主。

一、尸位

尸体仰卧，上肢外展，手掌向前。

二、摸认体表标志

肱骨内、外上髁，肱二头肌内、外侧沟，肱二头肌腱及肱二头肌内、外侧沟。

三、切皮、翻皮片

做如下皮肤切口：①在肱骨内、外上髁连线的下方约 3～4 横指处作一横切口；②自上一切口的中点向上作一纵切口，与解剖胸前区和腋区时在臂上部的切口相交。将皮肤剥离，翻向两侧。

四、解剖浅筋膜

在浅筋膜中剖查下列浅静脉和皮神经（图 3-5）。

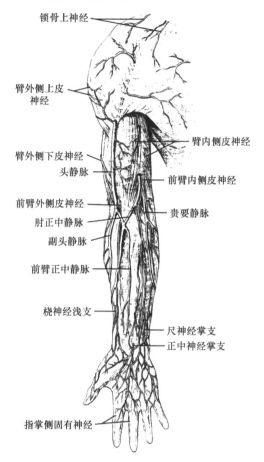

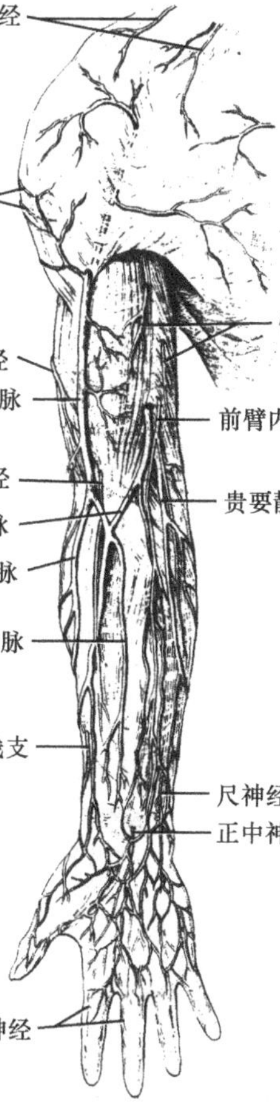
锁骨上神经
臂外侧上皮神经
臂内侧皮神经
臂外侧下皮神经
头静脉
前臂内侧皮神经
前臂外侧皮神经
贵要静脉
肘正中静脉
副头静脉
前臂正中静脉
桡神经浅支
尺神经掌支
正中神经掌支
指掌侧固有神经

图 3-5 上肢的浅静脉和皮神经（前面观）

1. 剖查头静脉和前臂外侧皮神经 沿肱二头肌外侧沟寻找头静脉，向上追踪至三角肌胸大肌间沟，向下追踪至肘前区。在肘部头静脉附近寻找穿出深筋膜与头静脉伴行的前臂外侧皮神经。

2. 剖查贵要静脉和前臂内侧皮神经 在肱二头肌内侧沟中部寻找贵要静脉，向上追踪至臂中点穿入深筋膜处，向下追踪至肘部。在贵要静脉入深筋膜附近，寻找穿出深筋膜与贵要静脉伴行的前臂内侧皮神经。

3. 剖查臂内侧皮神经 其在臂内侧上部穿出深筋膜，分布于臂内侧皮肤。

4. 剖查肘正中静脉 在肘前区寻找连接头静脉和贵要静脉的肘正中静脉，观察它们之间的连接。纵行切开一段浅静脉，观察静脉瓣。

5. 寻找肘浅淋巴结 在肱骨内上髁上方、贵要静脉附近，试寻找肘浅淋巴结。

五、解剖深筋膜

清除浅筋膜（保留浅静脉和皮神经），显露深筋膜。注意观察肘窝的深筋膜由于肱二头肌腱膜的加强而增厚，该腱膜行向内下方，与前臂上内侧的深筋膜相融合。按皮肤切口切开深筋膜（暂不切开肱二头肌腱膜），翻向两侧，观察深筋膜伸入臂前、后肌群之间，形成内、外侧肌间隔。

六、解剖臂前群肌

1. 清理观察肱二头肌 其长头位于外侧，以长腱起自肩胛骨盂上结节，通过关节囊、经结节间沟下行；短头在内侧，起自肩胛骨喙突，两头在臂下部合成肌腹，肌腱进入肘窝，止于桡骨粗隆（图 3-6、图 3-7）。

2. 清理观察喙肱肌和肱肌 前者起于肩胛骨的喙突，止于肱骨中部；后者起于肱骨的前面，止于尺骨粗隆（图 3-6、图 3-7）。

七、解剖臂前血管神经束

1. 剖查肱动脉 自大圆肌下缘向下追踪肱动脉及两条伴行的静脉至肘窝（图 3-6、图 3-7）。寻找肱动脉的分支，①肱深动脉：在大圆肌下缘附近自肱动脉发出，其与桡神经伴行入肱骨肌管至臂后区（暂不予追踪）；②尺侧上副动脉：

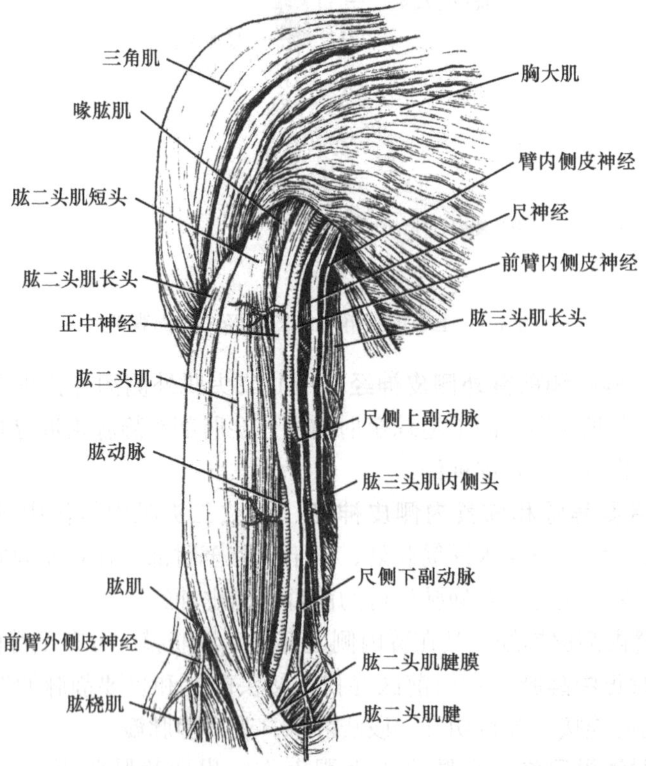
三角肌
胸大肌
喙肱肌
臂内侧皮神经
肱二头肌短头
尺神经
前臂内侧皮神经
肱二头肌长头
正中神经
肱三头肌长头
肱二头肌
尺侧上副动脉
肱动脉
肱三头肌内侧头
尺侧下副动脉
肱肌
前臂外侧皮神经
肱二头肌腱膜
肱桡肌
肱二头肌腱

图 3-6 肩及臂前面的肌肉、血管和神经（浅层）

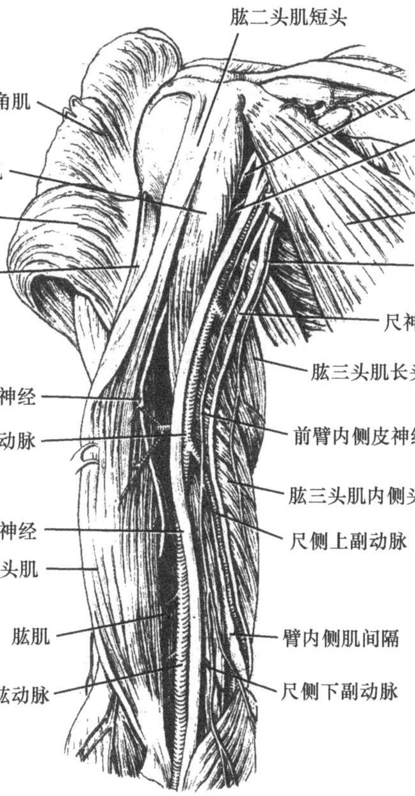
肱二头肌短头
三角肌
肌皮神经
旋肱前、后动脉
喙肱肌
胸大肌
胸小肌
肱二头肌长头
臂内侧皮神经
尺神经
肱三头肌长头
肌皮神经
肱动脉
前臂内侧皮神经
肱三头肌内侧头
正中神经
尺侧上副动脉
肱二头肌
肱肌
臂内侧肌间隔
肱动脉
尺侧下副动脉

图 3-7　肩及臂前面的肌肉、血管和神经（深层）

在臂中份的喙肱肌止点平面自肱动脉发出，其与尺神经伴行穿内侧肌间隔入臂后区；③尺侧下副动脉：在肱骨内上髁上方约 5cm 处发自肱动脉，分前、后两支，参加肘关节动脉网的组成；④肌支：分布至臂前群肌。

2. 剖查正中神经　自腋窝向下追踪正中神经至肘窝（图 3-6、图 3-7），注意观察其与肱动脉的位置关系。

3. 剖查尺神经　自腋窝向下追踪尺神经至臂中部，其行于肱动脉的后内侧，穿内侧肌间隔至臂后区，然后至肱骨内上髁后方的尺神经沟内（图 3-6、图 3-7）。

4. 剖查肌皮神经　其行向外下，先穿喙肱肌，后经肱二头肌与肱肌之向穿出至肱二头肌外侧沟，易名为前臂外侧皮神经（图 3-7）。肌皮神经发肌支支配臂前群肌。

八、解剖肘窝

1. 清理观察肘窝的境界　其上界为肱骨内、外上髁的连线，下外侧界为肱桡肌，下内侧界为旋前圆肌（图 3-8）。

2. 剖查肘窝内的结构　①修洁肱二头肌腱，将其腱膜在近肌腱处切断（勿切断肌腱），翻向内侧；②在肱二头肌腱的内侧向下追踪肱动脉至桡骨颈平面分为桡、尺动脉处（图 3-9、图 3-10）；③沿肱动脉内侧向下追踪正中神经至旋前圆

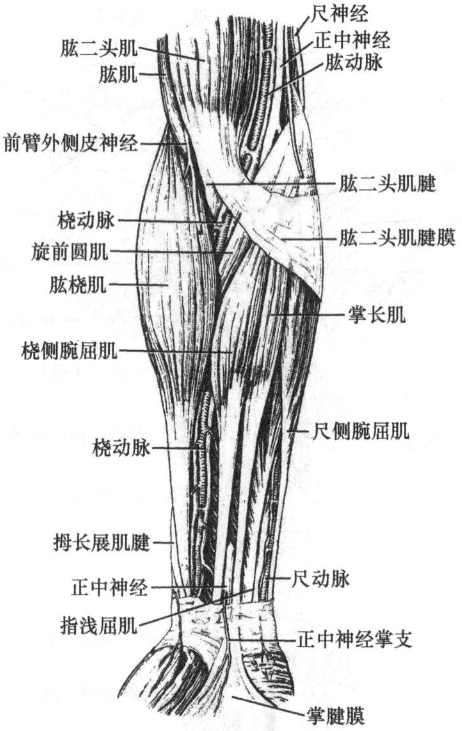
尺神经
正中神经
肱二头肌
肱动脉
肱肌
前臂外侧皮神经
肱二头肌腱
桡动脉
旋前圆肌
肱二头肌腱膜
肱桡肌
掌长肌
桡侧腕屈肌
尺侧腕屈肌
桡动脉
拇长展肌腱
正中神经
尺动脉
指浅屈肌
正中神经掌支
掌腱膜

图 3-8　前臂前面的肌肉、血管和神经（浅层）

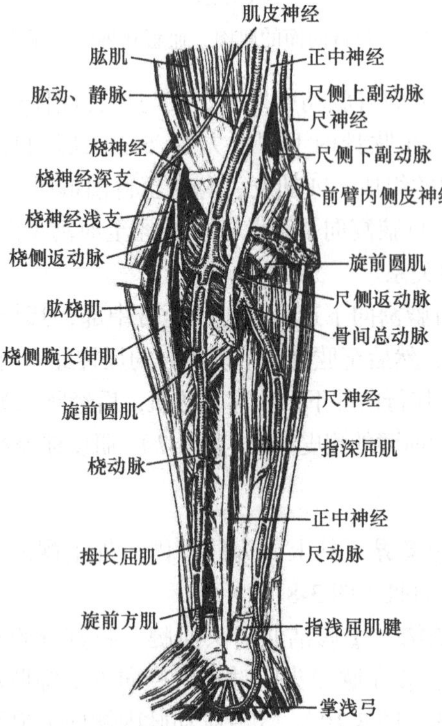
肌皮神经
肱肌
正中神经
肱动、静脉
尺侧上副动脉
尺神经
桡神经
尺侧下副动脉
桡神经深支
前臂内侧皮神经
桡神经浅支
桡侧返动脉
旋前圆肌
尺侧返动脉
肱桡肌
骨间总动脉
桡侧腕长伸肌
尺神经
旋前圆肌
指深屈肌
桡动脉
正中神经
拇长屈肌
尺动脉
旋前方肌
指浅屈肌腱
掌浅弓

图 3-9　前臂前面的肌肉、血管和神经（中层）

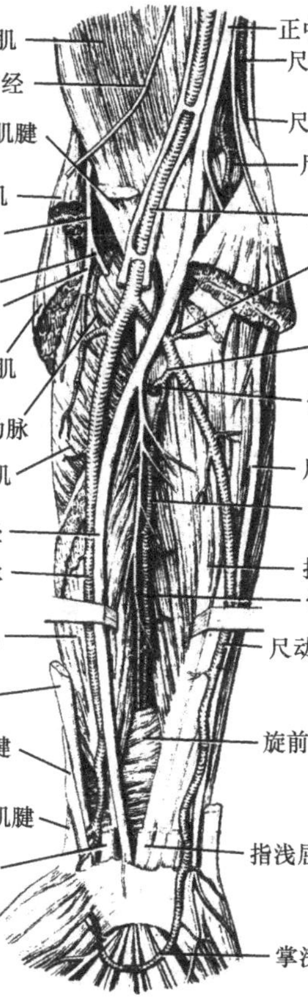

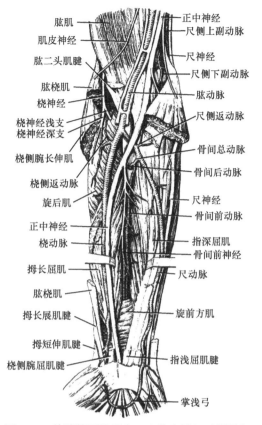

肱肌
肌皮神经
肱二头肌腱
肱桡肌
桡神经
桡神经浅支
桡神经深支
桡侧腕长伸肌
桡侧返动脉
旋后肌
正中神经
桡动脉
拇长屈肌
肱桡肌
拇长展肌腱
拇短伸肌腱
桡侧腕屈肌腱
正中神经
尺侧上副动脉
尺神经
尺侧下副动脉
肱动脉
尺侧返动脉
骨间总动脉
骨间后动脉
尺神经
骨间前动脉
指深屈肌
骨间前神经
尺动脉
旋前方肌
指浅屈肌腱
掌浅弓

图 3-10　前臂前面的肌肉、血管和神经（深层）

肌两头之间；④在肘前外侧沟、肱肌与肱桡肌之间找出桡神经，追踪至肱骨外上髁前方分为浅、深两支处（图 3-9、图 3-10）。

【注 意 事 项】

1. 皮肤切口宜浅，勿损伤深方的浅静脉和皮神经。
2. 浅筋膜层结构变异较多，可根据其起始、分布范围或伴行结构判定。

实验三　解剖前臂前区和手掌侧区

【问题·思考】

1. 贵要静脉、头静脉和肘正中静脉的行程。
2. 正中神经、尺神经、桡神经的行径、分支、分布范围和损伤后的主要表现。
3. 腕管的围成及通行内容。

【目　　的】

剖查前臂前区和手掌侧区的皮肤、肌肉、筋膜、血管、神经和重要的局部结构。

【原　　理】

以大体标本为研究对象，对前臂前区和手掌侧区重要的器官结构和局部结构进行剖查和验证。

【材　　料】

大体标本、上肢标本、常规解剖器械等。

【方法与结果】

以尸体解剖为主。

一、尸位

同“解剖臂前区和肘前区”。

二、摸认体表标志

摸认桡骨和尺骨的茎突。在活体腕前摸认桡侧腕屈肌腱、掌长肌腱和尺侧腕屈肌腱。

三、切皮、翻皮片

做如下皮肤切口：①沿腕前横纹做一横切口；②沿前臂中线做一纵切口与腕前横切口相交，继续向下切至中指尖；③沿手掌远侧缘做一横切口。剥离皮肤，翻向两侧。

四、解剖前臂前区浅筋膜

在浅筋膜中剖查下列浅静脉与皮神经（图 3-5）。

1. 剖查头静脉和前臂外侧皮神经　两者行于前臂外侧缘，头静脉在前臂下份续自背侧，暂不追踪。

2. 剖查贵要静脉和前臂内侧皮神经　两者行于前臂内侧缘，贵要静脉在前臂下份续自背侧，暂不追踪。

3. 剖查前臂正中静脉　沿前臂中线寻找是否有前臂正中静脉。其起自手掌静脉丛，上行汇入贵要静脉或肘正中静脉。

五、解剖前臂前区深筋膜

清除浅筋膜（保留头静脉、贵要静脉和皮神经），显露深筋膜。观察深筋膜在腕掌侧增厚形成的屈肌支持带。按皮肤切口切开深筋膜（保留屈肌支持带），翻向两侧。

六、解剖前臂前群浅层肌

1. 清理观察肱桡肌　肱桡肌位于前臂桡侧，起自肱骨外上髁及臂外侧肌间隔，止于桡骨茎突（图 3-8）。

2. 清理观察起自肱骨内上髁附近的肌肉　自桡侧向尺侧依次为：旋前圆肌、桡侧腕屈肌、掌长肌和尺侧腕屈肌（图 3-8）。

3. 查看指浅屈肌　将掌长肌和桡侧腕屈肌与其深面的指浅屈肌分离，并将前两肌牵向两侧，观察指浅屈肌及其向下延续的 4 条肌腱（图 3-8、图 3-9）。

七、解剖前臂前区血管神经束

1. 剖查桡神经血管束　将肱桡肌上份与其深面的伸肌分离并向外牵拉，先在肱桡肌与旋前圆肌之间，然后在肱桡肌与桡侧腕屈肌之间找出桡神经浅支和桡动脉（图 3-9、图 3-10）。观察两者的位置关系。桡神经浅支下行至前臂中、下 1/3 交界处，经肱桡肌深面转向前臂背面至手背（暂不追踪）。桡动脉分出桡侧返动脉和肌支后，主干沿肱桡肌腱内侧下行，经桡骨茎突下方，斜经拇长展肌和拇短伸肌腱深面转向手背。

2. 剖查正中神经　自肘窝向下追踪正中神经，切开旋前圆肌肱头，可见正中神经穿经该肌肱、尺两头之间，经指浅屈肌深面，沿前臂正中下行于掌长肌与桡侧腕屈肌之间，或位于掌长肌腱深面至腕部（图 3-9）。正中神经在前臂发出肌支支配除肱桡肌、尺侧腕屈肌和指深屈肌尺侧半以外的前臂前群肌。

试在肘窝附近找出正中神经发出的骨间前神经（其与骨间前动、静脉伴行组成骨间前血管神经束），下行于拇长屈肌与指深屈肌之间，分支分布于拇长屈肌、指深屈肌外侧部和旋前方肌。

3. 剖查尺神经血管束　在肘窝内，先找出尺动脉发出的骨间总动脉（图 3-9、图 3-10），该动脉为一短干，立即分为两支：一支为骨间前动脉，伴骨间前神经下行；另一支为骨间后动脉，行向后，绕前臂骨间膜上缘入臂后区，暂不追踪。自肘窝向下追踪尺动脉主干，其经旋前圆肌的深面，然后经尺侧腕屈肌和指深屈肌之间，伴尺神经下行至豌豆骨外侧。

在前臂下份、尺侧腕屈肌和指深屈肌之间，找出伴尺动脉下行的尺神经，向下追踪至豌豆骨外侧，向上追踪尺神经主干。尺神经由肘后尺神经沟穿尺侧腕屈肌进入前臂，发肌支支配尺侧腕屈肌和指深屈肌尺侧半。

八、解剖前臂前群深层肌

从腕部向上将指浅屈肌与深层肌分离，牵向尺侧，观察深面桡侧的拇长屈肌和尺侧的指深屈肌及其 4 条肌腱。在腕上方分开上述两肌，观察旋前方肌（图 3-10）。

九、解剖手掌侧区

1. 剖查掌短肌 其位于小鱼际的浅筋膜内，将其修洁，暂保留（图 3-11）。

2. 解剖掌腱膜 清除手掌浅筋膜，保留皮神经及浅动脉，显露深筋膜。深筋膜在掌心处增厚形成掌腱膜，呈三角形，尖的近侧与掌长肌腱相连，远侧缘在掌骨头处延伸为 4 条纵行纤维束，续于第 2～5 指的腱纤维鞘。切断掌腱膜远侧的 4 条纵束（注意勿伤及深面的血管和神经），将掌腱膜翻向近侧，注意观察腱膜内、外侧缘向掌深部发出的纤维隔。切断纤维隔，游离掌腱膜（图 3-11）。

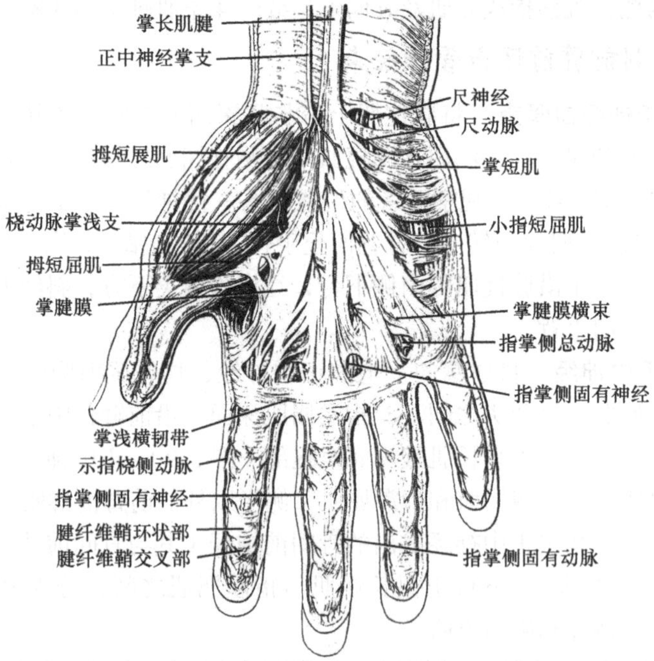
掌长肌腱
正中神经掌支
尺神经
尺动脉
拇短展肌
掌短肌
桡动脉掌浅支
小指短屈肌
拇短屈肌
掌腱膜
掌腱膜横束
指掌侧总动脉
指掌侧固有神经
掌浅横韧带
示指桡侧动脉
指掌侧固有神经
腱纤维鞘环状部
腱纤维鞘交叉部
指掌侧固有动脉

图 3-11 掌腱膜

3. 解剖掌浅弓 尺动脉经屈肌支持带浅面至豌豆骨的外下方分出掌深支，于小指展肌和小指短屈肌之间穿入深部，其主干入手掌浅部续于掌浅弓（图 3-12）。在腕部桡侧找出桡动脉掌浅支，追踪其穿鱼际肌与尺动脉终支吻合成掌浅弓。剖查从弓的凸缘发出的指动脉，尺侧 1 条，为至小指尺侧缘的小指尺掌侧固有动脉，其余 3 条为指掌侧总动脉，在掌指关节处，各分为 2 条指掌侧固有动脉进入相邻两指的相对缘。

4. 追踪正中神经 其经屈肌支持带深面入手掌（暂不切开屈肌支持带）。先在屈肌支持带的下缘找出正中神经返支，其向外上方进入鱼际肌，再找出 3 条指掌侧总神经，各与同名动脉伴行，发细支支配第 1、2 蚓状肌，至掌骨头处分为指掌侧固有神经，分布至桡侧 3 个半指掌侧面皮肤（图 3-12）。

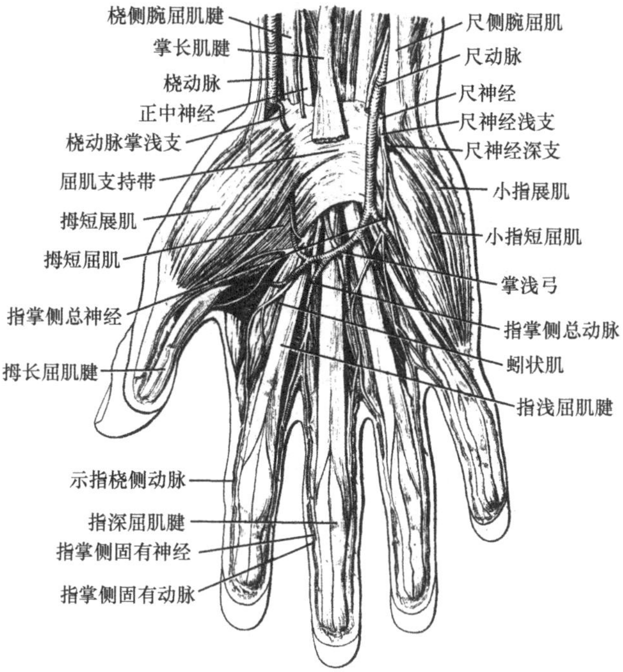
桡侧腕屈肌腱
掌长肌腱
桡动脉
正中神经
桡动脉掌浅支
屈肌支持带
拇短展肌
拇短屈肌
指掌侧总神经
拇长屈肌腱
示指桡侧动脉
指深屈肌腱
指掌侧固有神经
指掌侧固有动脉
尺侧腕屈肌
尺动脉
尺神经
尺神经浅支
尺神经深支
小指展肌
小指短屈肌
掌浅弓
指掌侧总动脉
蚓状肌
指浅屈肌腱

图 3-12 手掌侧面的肌肉、血管和神经（浅层）

5. 追踪尺神经 其与尺动脉伴行，经屈肌支持带浅面至豌豆骨的外下方分为浅、深两支。浅支经掌短肌深面分为两支：一支为指掌侧固有神经，至小指的尺侧缘，另一支为指掌侧总神经，又分为两支指掌侧固有神经，分布于第 4 指和小指相对缘掌面皮肤；深支伴尺动脉深支转向深面（暂不追踪）（图 3-12）。

6. 解剖鱼际肌 清除鱼际肌表面的深筋膜（保留正中神经返支），显露鱼际肌（图 3-12、图 3-13）。清理外侧的拇短展肌和内侧的拇短屈肌，分清两肌的边界。将两肌在近侧端、正中神经返支入肌处稍下方切断，翻向远侧，观察位于拇短展肌深面的拇对掌肌，以及拇短屈肌深面的拇收肌和拇长屈肌腱。

7. 解剖小鱼际肌 清除小鱼际表面的掌短肌及浅、深筋膜，显露小鱼际肌（图 3-12、图 3-13）。清理内侧的小指展肌和外侧的小指短屈肌，两者之间有尺神经和尺动脉深支穿过。切断小指短屈肌并翻起，追踪上述血管、神经至掌深部，向外牵拉小指展肌，观察深面的小指对掌肌。

8. 解剖腕管 ①进一步清理、观察腕前屈肌支持带，其尺侧附于豌豆骨和钩骨钩，桡侧附于手舟骨和大多角骨结节，其深面与腕骨沟构成腕管（图 3-10、图 3-12）。②纵行切开屈肌支持带，打开腕管，分离正中神经，将其从腕管中牵出。清理屈肌总腱鞘，纵行切开，向远侧探查其与小指腱鞘的连通关系。分离指浅、深屈肌腱，观察它们的位置关系。向掌部分离、清理起于指深屈肌各腱桡侧的 4 条蚓状肌。③找出拇长屈肌腱，切开其腱鞘，向远侧探查至拇指。

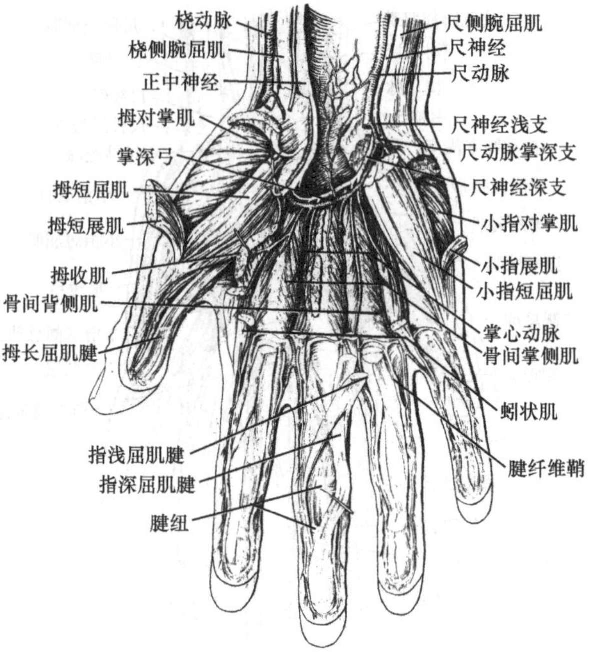
桡动脉
桡侧腕屈肌
正中神经
拇对掌肌
掌深弓
拇短屈肌
拇短展肌
拇收肌
骨间背侧肌
拇长屈肌腱
指浅屈肌腱
指深屈肌腱
腱纽
尺侧腕屈肌
尺神经
尺动脉
尺神经浅支
尺动脉掌深支
尺神经深支
小指对掌肌
小指展肌
小指短屈肌
掌心动脉
骨间掌侧肌
蚓状肌
腱纤维鞘

图 3-13　手掌侧面的肌肉、血管和神经（深层）

9. 探查手掌筋膜间隙　将指浅、深屈肌腱、正中神经、尺神经及其分支分别向两侧牵开，显露位于掌心部指屈肌腱及其总腱鞘深面与骨间掌侧筋膜及拇收肌筋膜浅面之间的掌中间隙和鱼际间隙。观察两者之间的掌中隔，其起自掌腱膜桡侧缘（游离掌腱膜时已切断），包绕示指屈肌腱，附于第 3 掌骨。注意掌中间隙向上经腕管与前臂屈肌后间隙相交通，向下经第 2～4 蚓状肌鞘通第 2～4 指蹼间隙，并与指背相通。

10. 剖查掌深弓及尺神经深支　将拇收肌横头上部肌束切开，寻找从手背穿过第 1 掌骨间隙进入手掌深部的桡动脉终支，其与进入掌深部的尺动脉掌深支吻合成掌深弓（图 3-13）。剖查从弓上发出的 3 条掌心动脉。寻找尺神经深支，其与掌深弓伴行，分支支配小鱼际肌、第 3～4 蚓状肌、拇收肌和骨间肌。

11. 解剖手指掌侧面　①将中指皮肤翻向两侧，从指蹼处向远侧剖查指掌侧固有动脉和神经，注意两者的位置关系（图 3-12）。②清理观察由深筋膜衍化而成的指屈肌腱纤维鞘，纵行切开腱鞘，查看指浅屈肌腱，其远侧分成两股附于中节指骨中部的两侧缘，两股之间形成腱裂孔，指深屈肌腱穿过腱裂孔止于末节指骨底（图 3-12、图 3-13）。③将指屈肌腱拉起，观察肌腱与指骨之间相连的腱系膜，其由腱滑膜鞘反折而成，又称腱纽。

【注 意 事 项】

1. 前臂近侧部深筋膜增厚，有肌肉附着，宜用刀刃予以分离，勿伤及深面的结构。

2. 清理筋膜时先做钝性分离，沿血管神经走行方向清除，注意勿损伤血管神经。

3. 清除小鱼际表面的掌短肌及浅、深筋膜时，勿损伤尺神经、尺动脉及其深支。

4. 可用止血钳或刀柄沿指浅、深屈肌腱方向，从前臂屈肌后间隙向上肢远侧端探查，以此体会屈肌后间隙与掌中间隙的通连情况。

实验四 解剖三角肌区和肩胛区

【问题·思考】

1. 三边孔、四边孔的构成及其通过的内容。
2. 肩胛动脉网的组成及其生理意义。

【目 的】

剖查三角肌区和肩胛区的皮肤、肌肉、筋膜、血管、神经和重要的局部结构。

【原 理】

以大体标本为研究对象，对三角肌区和肩胛区重要的器官结构和局部结构进行剖查和验证。

【材 料】

大体标本、上肢标本、常规解剖器械等。

【方法与结果】

以尸体解剖为主。

一、尸位

尸体俯卧，肩部垫高，上肢略外展。

二、摸认体表标志

摸认肩峰、肩胛冈，肩胛骨上、下角和内、外侧缘。

三、解剖浅筋膜

三角肌区和肩胛区的浅筋膜在解剖背部时已剔除（图 3-14）。

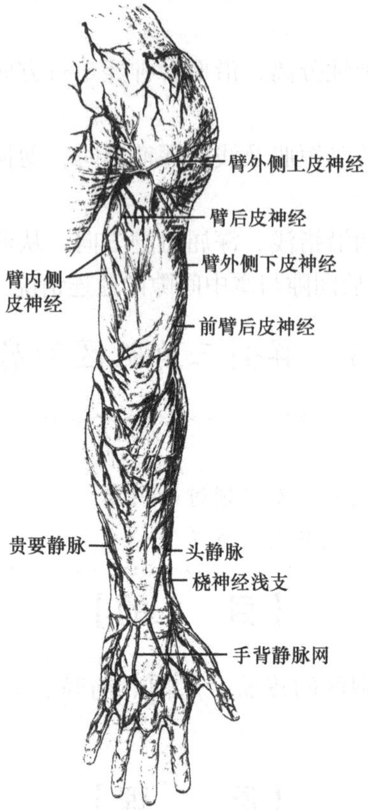
臂外侧上皮神经
臂后皮神经
臂外侧下皮神经
臂内侧
皮神经
前臂后皮神经
贵要静脉
头静脉
桡神经浅支
手背静脉网

图 3-14　上肢的浅静脉和皮神经（后面观）

四、解剖三角肌区

清除三角肌表面的深筋膜，观察三角肌的起止、边界和纤维方向。切断三角肌在肩胛冈和肩峰上的起点，翻向外侧，清理、观察腋神经和旋肱后动脉至三角肌、小圆肌的分支（图 3-15、图 3-16）。

五、解剖肩胛区

此区包括冈上窝、冈下窝、四边孔和三边孔等。

1. 解剖肩胛区肌肉　沿肩胛冈切断斜方肌的附着点，将该肌翻起，清理辨认冈上肌、冈下肌、小圆肌和大圆肌，观察它们的起止点。在大、小圆肌之间找出肱三头肌长头（图 3-15、图 3-16）。

2. 剖查肩胛上血管　将冈上、下肌在中份切断并翻起，寻找位于两肌深面的肩胛上动脉和肩胛上神经（图 3-16）。两者分别经肩胛上横韧带的浅面和深面入冈上窝。肩胛上横韧带横架于肩胛切迹上，清理辨认之。

3. 剖查四边孔　上界为小圆肌，下界为大圆肌，外侧界为肱骨外科颈，内侧界是肱三头肌长头。剖查穿过四边孔的腋神经和旋肱后动脉（图 3-16）。

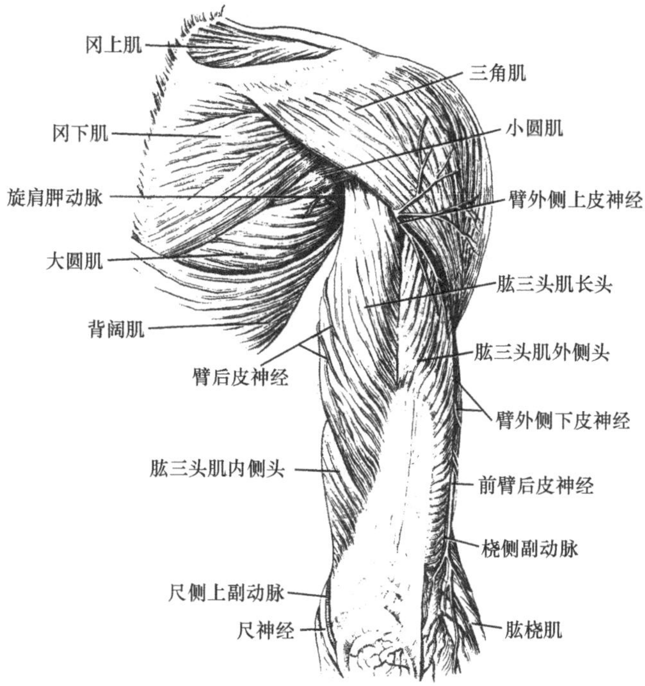
冈上肌
三角肌
冈下肌
小圆肌
旋肩胛动脉
臂外侧上皮神经
大圆肌
肱三头肌长头
背阔肌
肱三头肌外侧头
臂后皮神经
臂外侧下皮神经
肱三头肌内侧头
前臂后皮神经
桡侧副动脉
尺侧上副动脉
尺神经
肱桡肌

图 3-15　肩及臂后面的肌肉、血管和神经（浅层）

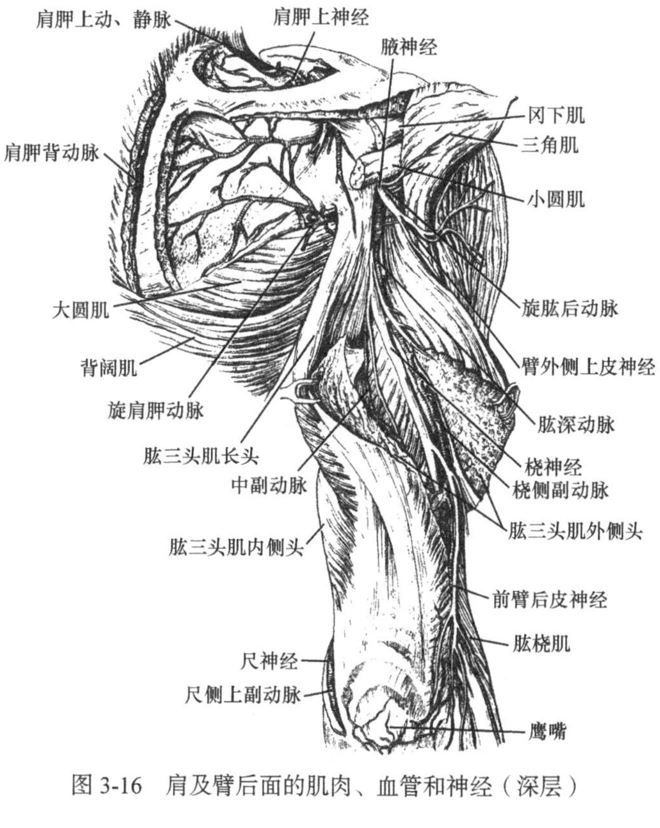
肩胛上动、静脉
肩胛上神经
腋神经
冈下肌
三角肌
肩胛背动脉
小圆肌
大圆肌
旋肱后动脉
背阔肌
臂外侧上皮神经
旋肩胛动脉
肱深动脉
肱三头肌长头
桡神经
中副动脉
桡侧副动脉
肱三头肌外侧头
肱三头肌内侧头
前臂后皮神经
肱桡肌
尺神经
尺侧上副动脉
鹰嘴

图 3-16　肩及臂后面的肌肉、血管和神经（深层）

4. 剖查三边孔 上界为肩胛下肌和小圆肌，下界为大圆肌，外侧界为肱三头肌长头。剖查穿三边孔的旋肩胛动脉（图 3-16）。

【注 意 事 项】

1. 观察肩袖的位置和构成。
2. 理解肩袖的概念及生理意义。

实验五 解剖臂后区、前臂后区和手背侧区

【问题·思考】

1. 桡神经的分支、分布及损伤后的表现。
2. 臂后、前臂后骨筋膜鞘的围成和通行内容。
3. 肱骨中段和内上髁处骨折易损伤到哪些神经？损伤后有何临床表现？

【目 的】

剖查臂后区、前臂后区和手背侧区的皮肤、肌肉、筋膜、血管、神经和重要的局部结构。

【原 理】

以大体标本为研究对象，对臂后区、前臂后区和手背侧区重要的结构和局部结构进行剖查和验证。

【材 料】

大体标本、上肢标本、常规解剖器械等。

【方法与结果】

以尸体解剖为主。

一、尸位

尸体俯卧。

二、摸认体表标志

结合活体，摸认尺骨鹰嘴，肱骨内、外上髁，尺神经沟，桡骨茎突和尺骨茎突。在活体腕背外侧摸认解剖学“鼻烟窝”，其桡侧界为拇长展肌腱和拇短伸肌

腱，尺侧界为拇长伸肌腱，近侧界为桡骨茎突。

三、切皮、翻皮片

做如下皮肤切口：①在肘下 3～4 横指处做一横切口与肘前区横切口相接；②沿臂后中线做纵切口与肘下横切口相交；③沿腕背做一横切口与腕前横切口相接；④沿掌指关节背侧做一横切口；⑤沿前臂后面和手背中线做一纵切口与上、下两横切口相交，向下直达中指尖。将皮肤剥离，翻向两侧。

四、解剖臂后区和前臂后区浅筋膜

在臂后区浅筋膜内，于三角肌后缘中点下方找出臂外侧上皮神经（腋神经发出），在臂后区中部找出臂后皮神经（桡神经发出），在臂后中、下 1/3 交界处外侧找出前臂后皮神经（桡神经发出）。

在前臂后区浅筋膜内剖查下列浅静脉和皮神经：①追踪头静脉和前臂外侧皮神经，沿前臂下份外侧缘追踪头静脉，其起于手背静脉网的桡侧部（待后查）；寻找前臂外侧皮神经的分支。②追踪贵要静脉和前臂内侧皮神经，沿前臂下份的内侧缘追踪贵要静脉，其起于手背静脉网的尺侧部（待后查）；寻认前臂内侧皮神经的分支。③追踪前臂后皮神经，其沿前臂背外侧部分布。④寻找桡神经浅支，在前臂下份背外侧、桡腕关节上方寻找桡神经浅支，其下延到手背（待后查）。⑤寻找尺神经手背支，在尺骨头背内侧、桡腕关节近侧约 5cm 处寻找尺神经手背支，其下延到手背（待后查）。

五、解剖臂后区

1. 解剖臂后区深筋膜　清除浅筋膜（保留皮神经），显露深筋膜。纵行切开深筋膜，向两侧剥离，观察深筋膜伸入臂前、后群肌之间形成的内、外侧肌间隔。

2. 清理肱三头肌　清理并观察肱三头肌的三个头的附着点，三个头会合成一个肌腱向下止于尺骨鹰嘴（图 3-15、图 3-16）。

3. 剖查肱骨肌管　在肱三头肌长头和外侧头之间行钝性分离，寻找桡神经和肱深动脉进入肱骨肌管处。将镊子插入肱骨肌管内保护管内血管、神经，沿镊子方向切断三头肌外侧头，打开肱骨肌管，清理管内的桡神经和肱深动、静脉（图 3-16）。追踪桡神经至臂中点以下，可见桡神经穿外侧肌间隔，在臂后骨筋膜鞘内降至肘前。分离肱深动脉的分支和终支——桡侧副动脉和中副动脉。

4. 剖查尺神经和尺侧上副动脉　两者在内侧肌间隔下部的后面走向肘后尺神经沟（图 3-16）。

六、解剖前臂后区

1. 解剖前臂后区深筋膜　清除浅筋膜，显露深筋膜，观察深筋膜覆盖前臂后区的所有肌肉并附于尺骨后缘。在腕背侧，深筋膜增厚形成伸肌支持带（图 3-17）。纵行切开深筋膜（保留伸肌支持带），翻向两侧，显露前臂后群肌。

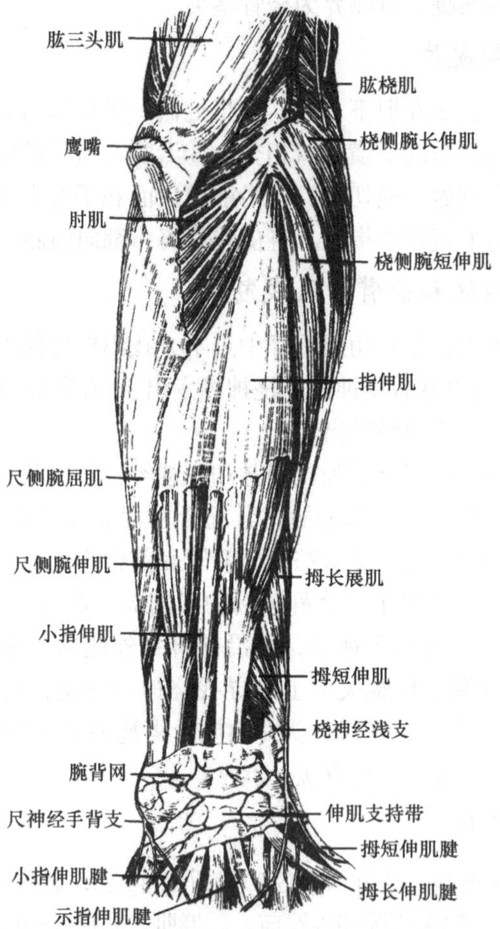

肱三头肌
肱桡肌
鹰嘴
桡侧腕长伸肌
肘肌
桡侧腕短伸肌
指伸肌
尺侧腕屈肌
尺侧腕伸肌
拇长展肌
小指伸肌
拇短伸肌
桡神经浅支
腕背网
尺神经手背支
伸肌支持带
拇短伸肌腱
小指伸肌腱
拇长伸肌腱
示指伸肌腱

图 3-17　前臂后面的肌肉、血管和神经（浅层）

2. 剖查前臂后群浅层肌　在肱桡肌深面清理桡侧腕长伸肌及其深面的桡侧腕短伸肌，向上追踪它们在肱骨外上髁的起点，向下追至伸肌支持带的上缘。向尺侧清理指伸肌、小指伸肌和尺侧腕伸肌，观察三者以总腱起于肱骨外上髁（图 3-17）。

3. 剖查前臂后群深层肌及骨间后血管和神经　①清理前臂后群深层肌，从下向上将桡侧腕伸肌和指伸肌分离，并向两侧牵开，显露前臂后群深层肌（图 3-18）。观察包绕桡骨上端的旋后肌，其下方由桡侧向尺侧依次是拇长展肌、拇短伸肌、拇长伸肌和示指伸肌。清理并辨认以上诸肌。②剖查骨间后血管和神经，在旋后肌下缘处寻找骨间后动脉，以及在该肌浅、深两层之间穿出的骨间后神经（图 3-18）。

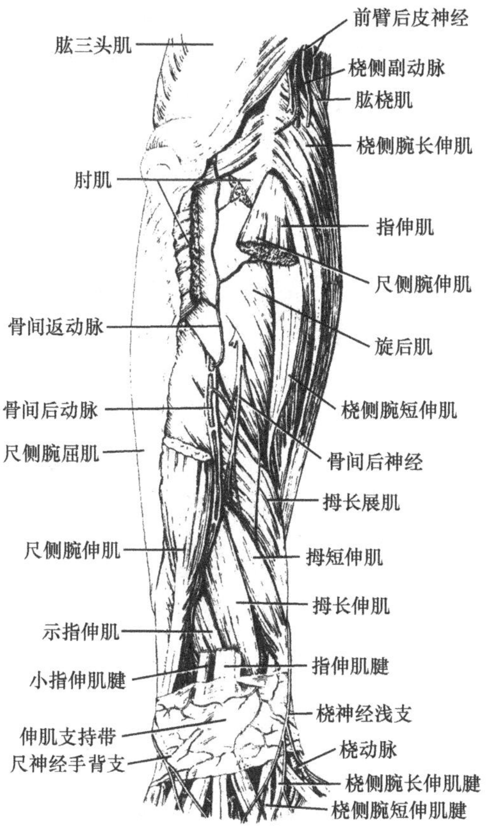
前臂后皮神经
肱三头肌
桡侧副动脉
肱桡肌
桡侧腕长伸肌
肘肌
指伸肌
尺侧腕伸肌
骨间返动脉
旋后肌
桡侧腕短伸肌
骨间后动脉
尺侧腕屈肌
骨间后神经
拇长展肌
尺侧腕伸肌
拇短伸肌
拇长伸肌
示指伸肌
指伸肌腱
小指伸肌腱
桡神经浅支
伸肌支持带
桡动脉
尺神经手背支
桡侧腕长伸肌腱
桡侧腕短伸肌腱

图 3-18　前臂后面的肌肉、血管和神经（深层）

七、解剖手背侧区

1. 解剖手背浅筋膜　①解剖手背静脉网，手背静脉网在手背桡侧第 1 掌骨间隙处合成头静脉，在尺侧第 4 掌骨间隙处汇为贵要静脉（图 3-14）。②解剖手背皮神经，在手背近侧端桡侧寻找桡神经浅支，在尺侧寻找尺神经手背支，两者各发出 5 条指背神经，分布于手背相应侧及相应两个半指背的皮肤（图 3-14、图 3-19）。

2. 解剖手背深筋膜

（1）解剖伸肌支持带：进一步清除腕背侧的浅筋膜，显露伸肌支持带（图 3-19）。其附着于桡骨下端后面的骨嵴和尺骨茎突。将伸肌支持带纵行切开，翻向两侧，观察其向深面发出 5 个纤维隔至尺、桡骨，形成 6 个纤维骨性管道，管道内通过 9 条前臂伸肌肌腱及其腱鞘（各腱均有腱滑膜鞘包绕）。从桡侧向尺侧依次是：①拇长展肌与拇短伸肌腱；②桡侧腕长伸肌与桡侧腕短伸肌腱；③拇长伸肌腱；④指伸肌腱与示指伸肌腱；⑤小指伸肌腱；⑥尺侧腕伸肌腱。

（2）解剖手背深筋膜：首先清除手背浅筋膜，显露手背深筋膜浅层，其与伸肌各腱愈着，又名手背腱膜。浅筋膜与手背腱膜之间的间隙为手背皮下间隙。剥离并清除手背腱膜，显露手背深筋膜深层，即骨间背侧筋膜，两者之间为腱膜下间隙。分离追踪各腕伸肌腱至其所附着的掌骨底，追踪 4 条指伸肌腱至第 2～5 指背面。在中指背面仔细解剖观察指伸肌腱，其向指背两侧扩展，包绕近节指骨背面，形成指背腱膜，即腱帽；其远侧分为 3 束，仔细观察 3 束的附着（图 3-19）。

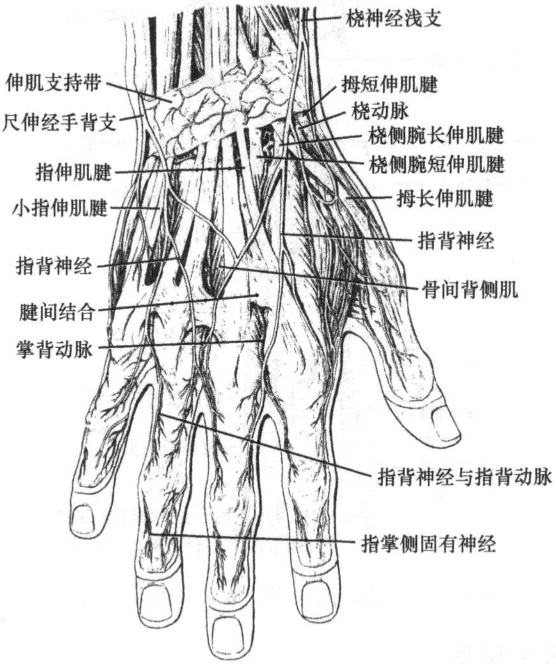

桡神经浅支
伸肌支持带
尺伸经手背支
拇短伸肌腱
桡动脉
桡侧腕长伸肌腱
桡侧腕短伸肌腱
指伸肌腱
小指伸肌腱
拇长伸肌腱
指背神经
指背神经
骨间背侧肌
腱间结合
掌背动脉
指背神经与指背动脉
指掌侧固有神经

图 3-19　手背的肌肉、血管和神经

3. 剖查骨间背侧肌　清除手背深筋膜深层，显露并观察骨间背侧肌（图 3-19）。

4. 剖查桡动脉末段　自腕前追踪桡动脉至桡骨茎突下方，其绕过腕关节外侧，经拇长展肌腱、拇短伸肌腱和拇长伸肌腱深面至第 1 和第 2 掌骨之间，穿第 1 骨间背侧肌至手掌与尺动脉掌深支形成掌深弓（图 3-13）。

【注 意 事 项】

1. 做腕背与腕前横切口时，切口宜浅，勿伤及深方的浅静脉和皮神经。

2. 分离前臂后区深筋膜时，注意前臂后区上 1/3 的深筋膜有肌肉附着，可用刀刃仔细剥离。

3. 前臂后群肌多而细小，辨认时可结合其在腕后 6 个纤维管道内的排列顺序来判断。

实验六 解剖臀区

【问题·思考】

1. 髋肌后群各肌的位置。
2. 梨状肌上、下孔的内容及位置关系。

【目 的】

剖查臀区的皮肤、肌肉、筋膜、血管、神经和重要的局部结构。

【原 理】

以大体标本为研究对象，对臀区重要的结构和局部结构进行剖查和验证。

【材 料】

大体标本、下肢标本、常规解剖器械等。

【方法与结果】

以尸体解剖为主。

一、尸位

尸体俯卧，两下肢伸直并分开。

二、摸认体表标志

结合活体摸认髂前上棘、髂嵴、髂结节、髂后上棘、尾骨尖、坐骨结节及股骨大转子。

三、切皮、翻皮片

做如下皮肤切口：①循髂嵴切口向前切至髂前上棘；②由骶骨中部向下切至尾骨尖；③自尾骨尖沿臀沟向外下方切至股外侧中部。沿上述各切口将皮片翻向外侧，注意髂嵴与骶骨外侧部等处浅筋膜较薄，切皮、翻皮时避免过深，以防损伤皮神经。

四、解剖浅筋膜

在浅筋膜内剖查以下皮神经（图 3-20）。

1. 髂腹下神经外侧皮支 在髂前上棘与髂结节之间，从髂嵴向下剖查分布于臀上外侧部的髂腹下神经外侧皮支。

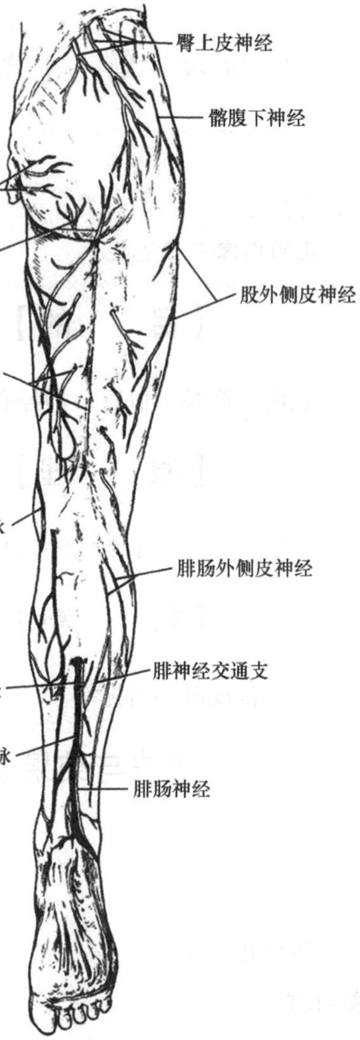
臀上皮神经
髂腹下神经
臀内侧皮神经
臀下皮神经
股外侧皮神经
股后皮神经
大隐静脉
腓肠外侧皮神经
腓神经交通支
腓肠内侧皮神经
小隐静脉
腓肠神经

图 3-20　下肢的浅静脉和皮神经（后面观）

2. 臀上皮神经　在髂结节与髂后上棘之间，从髂嵴向下剖查分布于臀上部的臀上皮神经 2～3 支。注意观察它们穿胸腰筋膜向下越过髂嵴处的骨纤维管浅出的位置。

3. 臀内侧皮神经　在髂后上棘与尾骨尖连线的中 1/3 段，剖查分布于臀内侧部的臀内侧皮神经 2～3 支。

4. 臀下皮神经　在臀大肌下缘中部纵行切开浅筋膜，剖查来自股后皮神经主干并返行向上分布于臀下部的臀下皮神经 2～3 支。此组神经常有浅静脉伴行，为其寻认标志。

五、解剖深筋膜

在不损伤皮神经的前提下，由内侧向外侧清除浅筋膜，显露臀区的深筋膜，即臀筋膜。观察其向上附于髂嵴，向内侧附于骶、尾骨背面，向外侧参与髂胫束，向下与阔筋膜连续。臀筋膜仅在臀上外侧部臀中肌表面较致密，其在臀大肌的上外缘分层包裹并深入臀大肌内，将该肌分成许多肌束。剖除臀筋膜，显露臀大肌并清理出其境界（图 3-21）。

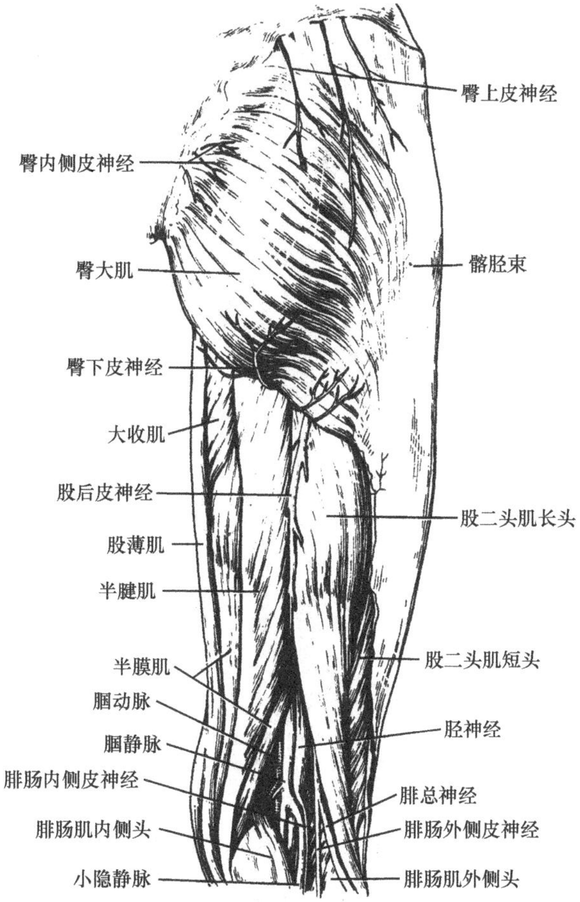
臀上皮神经
臀内侧皮神经
臀大肌
髂胫束
臀下皮神经
大收肌
股后皮神经
股二头肌长头
股薄肌
半腱肌
半膜肌
股二头肌短头
腘动脉
胫神经
腘静脉
腓肠内侧皮神经
腓总神经
腓肠肌内侧头
腓肠外侧皮神经
小隐静脉
腓肠肌外侧头

图 3-21　臀部及股后区的肌肉、血管和神经（浅层）

六、解剖臀大肌及臀肌下间隙

1. 剖查臀大肌　在臀大肌的上外缘与下内缘清除筋膜，将手指或镊子插入该肌深面做钝性分离，然后以左手抬起臀大肌，右手持刀，在该肌近起点处切断，并翻向两侧。注意臀大肌一部分起于骶结节韧带，慎勿切断韧带。在翻开臀大肌时，注意清理、观察分布于该肌的臀上动、静脉浅支，臀下动、静脉和神经及其分支。还应注意在该肌与坐骨结节之间有臀大肌坐骨囊，在臀大肌外下部腱膜与股骨大转子之间有臀大肌转子囊，翻肌时均被揭开。

2. 查看臀肌下间隙　此间隙在臀大肌深面，隙内充以脂肪结缔组织。此隙向前沿臀上、下血管神经束经梨状肌上、下孔与盆腔相通；向下内侧通过骶结节韧带深面与坐骨直肠窝相通；向下沿坐骨神经与股后区肌间隙相通，各部发生感染化脓时可互相蔓延（图 3-22）。

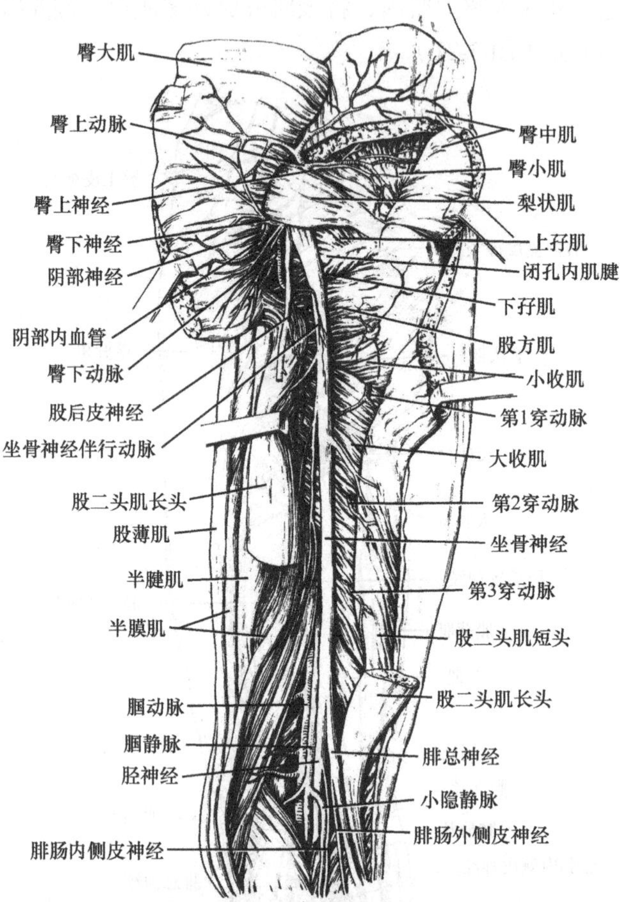
臀大肌
臀上动脉
臀上神经
臀下神经
阴部神经
阴部内血管
臀下动脉
股后皮神经
坐骨神经伴行动脉
股二头肌长头
股薄肌
半腱肌
半膜肌
腘动脉
腘静脉
胫神经
腓肠内侧皮神经
臀中肌
臀小肌
梨状肌
上孖肌
闭孔内肌腱
下孖肌
股方肌
小收肌
第1穿动脉
大收肌
第2穿动脉
坐骨神经
第3穿动脉
股二头肌短头
股二头肌长头
腓总神经
小隐静脉
腓肠外侧皮神经

图 3-22　臀部及股后区的肌肉、血管和神经（深层）

七、解剖梨状肌上孔和臀中、小肌

清除梨状肌上、下孔周围的筋膜，显露梨状肌，观察在该肌外上方的臀中肌。分离出阔筋膜张肌，将臀中肌自起点处切断，向下翻开，可见其深面的臀小肌及臀上动、静脉的深支和臀上神经，注意追寻它们的分支分布。臀上动、静脉的浅支分布于臀大肌，其深支和臀上神经分布于臀中、小肌（图 3-22）。

八、解剖梨状肌下孔

在梨状肌下缘，除清理观察臀下动、静脉和神经的分支分布外，还应寻认以下结构（图 3-22）。

1. 阴部内动、静脉及阴部神经　它们穿骶结节韧带深面后，进入会阴部的坐骨直肠窝。

2. 坐骨神经及股后皮神经　一般由梨状肌下孔穿出，经股骨大转子和坐骨结节连线中点稍内侧降入股后区。坐骨神经与梨状肌的位置关系存在多种个体差异。

九、剖查闭孔内肌腱和股方肌

在坐骨神经及股后皮神经深面，观察闭孔内肌腱和上、下孖肌及其下方的股方肌（图 3-22）。

上述结构解剖完毕后，可将主要血管、神经和肌肉放还原处，在体表上测定其位置。臀上血管、神经出骨盆处在髂后上棘与股骨大转子尖连线的上、中 1/3 交界处；臀下血管、神经出骨盆处在髂后上棘与坐骨结节连线的中点。

【注 意 事 项】

1. 臀大肌宽阔肥厚，起点广阔，在掀开臀大肌时，可先沿臀大肌上下缘做钝性分离，再在起点处切断该肌。

2. 坐骨神经为人体最粗大的神经，其多从梨状肌下孔穿出盆腔，但此处变异较常见，剖查时注意观察坐骨神经与梨状肌的关系类型，以及是否为高位分支型的坐骨神经。

实验七　解剖股后区和膝后区

【问题·思考】

1. 坐骨神经在股后区的经行与分支分布。
2. 腘窝的位置、境界和内容。
3. 胫神经和腓总神经在腘窝的经行与分支分布。
4. 掌握腘动脉的来源、经行和主要分支。

【目　　的】

剖查股后区和膝后区的皮肤、肌肉、筋膜、血管、神经和重要的局部结构。

【原　　理】

以大体标本为研究对象，对股后区和膝后区重要的结构和局部结构进行剖查和验证。

【材　　料】

大体标本、下肢标本、常规解剖器械等。

【方法与结果】

以尸体解剖为主。

一、尸位

同“解剖臀区”。

二、摸认体表标志

腘窝的边界（上外侧界为股二头肌，上内侧界为半腱肌和半膜肌，下内、外侧界分别为腓肠肌内、外侧头），腓骨头。

三、切皮、翻皮片

做如下皮肤切口：①自臀下切口的中点向下纵行切至膝后下部。②在膝后下部，平胫骨粗隆做一横切口，分别向两侧切至小腿内、外侧面（此切口宜浅），将皮片翻向两侧。

四、解剖浅筋膜

1. 解剖股后区皮神经 自上而下清除股后区浅筋膜。在臀区解剖时已经剖出股后皮神经，其向远侧沿股后区中线行于深筋膜下，沿途分支穿出深筋膜，分布于股后皮肤，末段于膝后区浅出。于股后区下内侧部可见闭孔神经前支的皮支，股后区上外侧部还可见股外侧皮神经后支（图 3-20）。

2. 解剖膝后区浅筋膜 在腘窝下角附近清理出小隐静脉穿入深筋膜处。

五、解剖深筋膜

在尽量保留皮神经和小隐静脉的前提下，清理股后区深筋膜，即阔筋膜的后部。股后深筋膜向外侧逐渐增厚形成髂胫束，向内侧移行至股前区，向下延至膝后区，覆盖腘窝，称为腘筋膜。探查阔筋膜自股二头肌外侧向前伸入肌群间形成的外侧肌间隔和在半膜肌内侧与大收肌之间形成的后肌间隔。

六、解剖股后群肌和坐骨神经

1. 解剖股后群肌 沿股后中线将深筋膜纵向切开。至腘窝下角再横向切开，然后向两侧翻开，即可见沿股后中线下行的股后皮神经和位于内侧浅表的半腱肌及其深面的半膜肌，以及位于外侧的股二头肌（图 3-21）。清理肌间结缔组织，可见上述三肌皆起于坐骨结节（股二头肌短头起于股骨），向下分别到达膝关节两侧。

2. 解剖股后区血管和神经 在股后区深面，可见坐骨神经及股深动脉的穿动脉。坐骨神经分支支配股后三肌，主干通常在股后下 1/3 处分为胫神经与腓总神经（图 3-22）。剖查完毕，将各结构恢复原位，在体表上查验坐骨神经的投影：髂后上棘与坐骨结节连线上、中 1/3 交点，坐骨结节与股骨大转子连线的中点，股骨内、外侧髁的中点，三点的连线即为坐骨神经在臀区与股后区的体表投影。

七、解剖腘窝

1. 查看腘窝境界 腘窝的上内侧界即半腱肌（浅）和半膜肌，上外侧界即股二头肌，下内、外侧界分别为腓肠肌内、外侧头（图 3-21，图 3-23）。

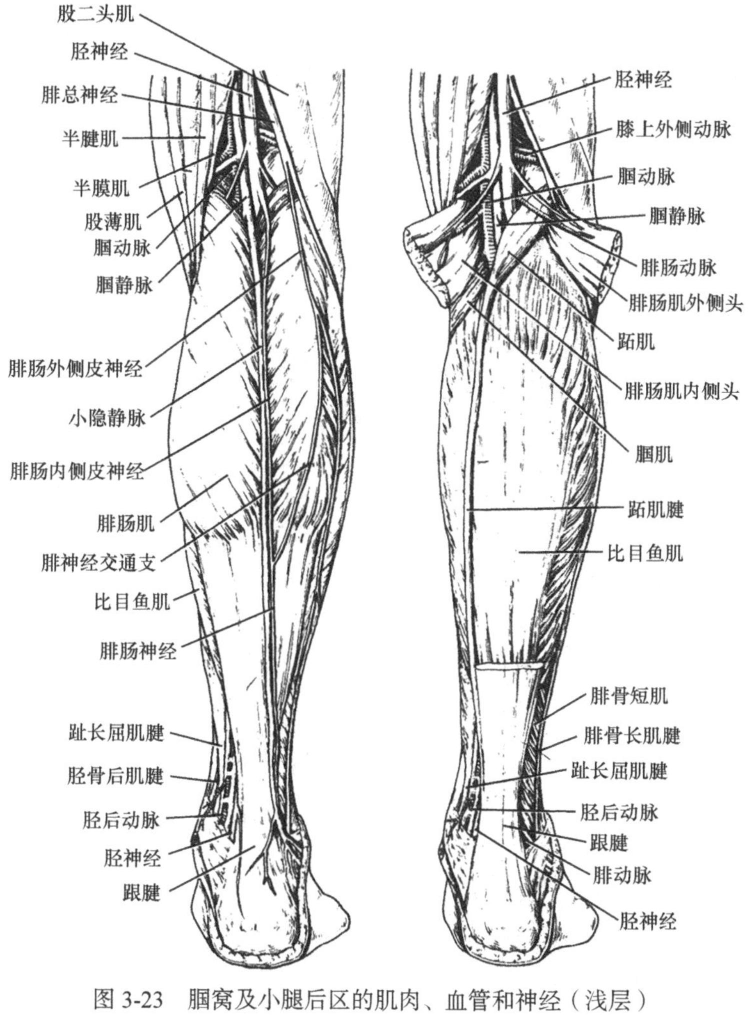
股二头肌
胫神经
腓总神经
半腱肌
半膜肌
股薄肌
腘动脉
腘静脉
腓肠外侧皮神经
小隐静脉
腓肠内侧皮神经
腓肠肌
腓神经交通支
比目鱼肌
腓肠神经
趾长屈肌腱
胫骨后肌腱
胫后动脉
胫神经
跟腱
胫神经
膝上外侧动脉
腘动脉
腘静脉
腓肠动脉
腓肠肌外侧头
跖肌
腓肠肌内侧头
腘肌
跖肌腱
比目鱼肌
腓骨短肌
腓骨长肌腱
趾长屈肌腱
胫后动脉
跟腱
腓动脉
胫神经

图 3-23 腘窝及小腿后区的肌肉、血管和神经（浅层）

2. 剖查腓总神经 清理股二头肌下部，在其内侧找出腓总神经及由该神经分出的腓肠外侧皮神经和腓神经交通支。腓总神经本干行向外下，绕腓骨颈至小腿前区，待后追查（图 3-21、图 3-22、图 3-23）。

3. 剖查胫神经 胫神经沿腘窝中线下行，在窝内发出肌支至附近各肌，发出腓肠内侧皮神经与小隐静脉伴行（图 3-21、图 3-22、图 3-23）。

4. 剖查腘动、静脉 在胫神经深面剖出腘静脉及其深侧的腘动脉，注意在小隐静脉末端附近有腘浅淋巴结，在腘血管周围有腘深淋巴结。随腘血管向上追踪剥离至收肌腱裂孔处可见其连续于股静脉和股动脉。清理腘窝下界的腓肠肌内、外侧头，注意保留小隐静脉（图 3-21、图 3-23）。

5. 剖查膝关节的血管 在腘血管前方和两侧，剖查膝上外侧动、静脉（至股骨外侧髁的上方，股二头肌深面）；膝上内侧动、静脉（至股骨内侧髁的上方，半腱肌、半膜肌与大收肌深面）；膝中动、静脉（向前至膝关节）；膝下外侧动、静脉（在膝关节的下方，向外侧绕腓侧副韧带深面）；膝下内侧动、静脉（在膝关节下方，向内侧穿绕胫侧副韧带深面）（图 3-23、图 3-24）。膝上、下内侧与膝中血管各有胫神经的关节支伴行，膝上、下外侧血管有腓总神经的关节支伴行。

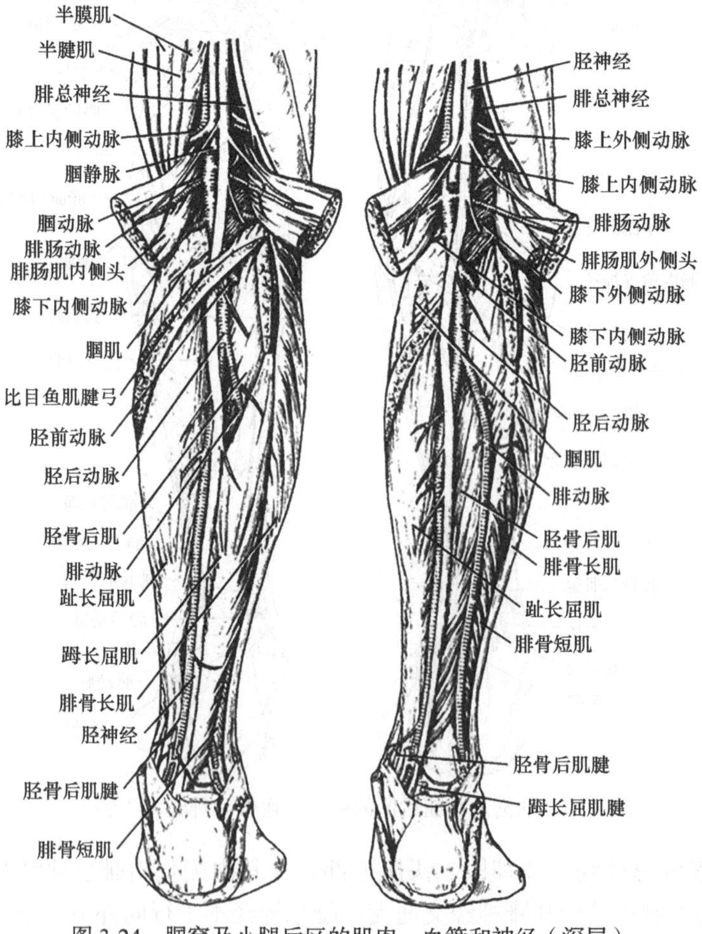

半膜肌
半腱肌
腓总神经
膝上内侧动脉
腘静脉
腘动脉
腓肠动脉
腓肠肌内侧头
膝下内侧动脉
腘肌
比目鱼肌腱弓
胫前动脉
胫后动脉
胫骨后肌
腓动脉
趾长屈肌
𧿹长屈肌
腓骨长肌
胫神经
胫骨后肌腱
腓骨短肌
胫神经
腓总神经
膝上外侧动脉
膝上内侧动脉
腓肠动脉
腓肠肌外侧头
膝下外侧动脉
膝下内侧动脉
胫前动脉
胫后动脉
腘肌
腓动脉
胫骨后肌
腓骨长肌
趾长屈肌
腓骨短肌
胫骨后肌腱
𧿹长屈肌腱

图 3-24 腘窝及小腿后区的肌肉、血管和神经（深层）

【注 意 事 项】

1. 股后骨筋膜鞘内无血管主干，该处的血液供应主要来自股深动脉发出的

3～4 支穿动脉。

2. 腘动脉和腘静脉位置较深，且两者共同被一深筋膜鞘包裹，解剖时可在腘窝底找寻该筋膜鞘，沿血管、神经走行方向剖开该鞘，即可分离并暴露腘动、静脉。

实验八　解剖小腿后区和足底

【问题·思考】

1. 小隐静脉的起始、经行和注入部位。
2. 小腿后群各肌的位置。
3. 胫后动脉的来源和经行，胫神经的经行和分支分布。

【目　　的】

剖查小腿后区和足底的皮肤、肌肉、筋膜、血管、神经和重要的局部结构。

【原　　理】

以大体标本为研究对象，对小腿后区和足底重要的器官结构和局部结构进行剖查和验证。

【材　　料】

大体标本、下肢标本、常规解剖器械等。

【方法与结果】

以尸体解剖为主。

一、尸位

尸体俯卧，两下肢伸直并分开。

二、摸认体表标志

小腿三头肌，跟腱，内、外踝，跟骨结节，舟骨粗隆，第 1、5 跖骨头和第 5 跖骨粗隆。

三、切皮、翻皮片

做如下皮肤切口：①从腘窝下方横切口的中点，向跟骨结节中点做一垂直切口；②自踝关节平面做一横切口；③自跟骨结节中点纵切足底至中趾根部，沿趾根做一横切口至足内、外侧缘。将皮片翻向两侧。

四、解剖小腿后区浅筋膜

在小腿后区浅筋膜内剖查以下浅静脉和皮神经（图 3-20、图 3-23）。

1. 小隐静脉 由腘窝向下追寻，至踝部行于外踝后方。

2. 腓肠神经 腓肠内侧皮神经在小腿后面中部穿出深筋膜与腓神经交通支吻合形成腓肠神经，向下与小隐静脉伴行。

3. 腓神经交通支 从腘窝外侧角处发出，经腓肠肌外侧头表面下行，于小腿上部后外侧穿出深筋膜与腓肠内侧皮神经吻合成腓肠神经。

4. 大隐静脉与隐神经 沿小腿内侧与膝部后内侧相伴行走，在胫骨内侧髁稍后方可以见到，不必深入追寻。

五、解剖小腿后区深筋膜

清除小腿后区浅筋膜，沿小腿后面中线纵行切开深筋膜，翻向两侧。内侧翻至与胫骨内侧面骨膜附着处，外侧翻至小腿三头肌外侧缘，观察由深筋膜分别形成的小腿内侧肌间隔及后肌间隔。

六、解剖小腿后区肌肉及血管、神经

1. 解剖小腿三头肌 将小腿三头肌浅部的腓肠肌内、外侧头在距起点约 5cm 处切断向下翻开，可见其深面宽厚的比目鱼肌及细长的跖肌及其肌腱（图 3-23）。剥离比目鱼肌在胫骨的起端及张于胫、腓骨间的比目鱼肌腱弓，保留在腓骨头的附着处，将肌翻向外侧，注意保留其深面的血管和神经。

2. 解剖小腿后血管、神经 分开腓肠肌内、外侧头，从腘窝向下追查胫神经和腘动、静脉（图 3-24）。在腘肌表面可见胫神经位置最浅且偏内侧，腘静脉较深，而腘动脉最深且偏外侧。腘动脉在腘肌下缘平面分为胫前动脉和胫后动脉，前者在胫骨后肌的上端穿小腿骨间膜至小腿前区；后者向下行于小腿浅、深两层屈肌之间。

认清 长屈肌与趾长屈肌后，向两侧分开，剖查胫后血管和胫神经在小腿后区的行程及其前面的胫骨后肌。清理 长屈肌与胫骨后肌时，可在胫后动脉的起点附近，找到其最大分支——腓动脉。在解剖胫神经和胫后血管时，可观察其肌支。

3. 解剖小腿后区深层肌 剖查小腿三头肌深面的胫骨后肌、 长屈肌和趾长屈肌，注意观察它们的位置关系及其血管神经的分布。

七、解剖踝管

1. 剖查屈肌支持带（分裂韧带） 清理屈肌支持带，其附于内踝与跟骨的内侧面之间，由深筋膜增厚形成。支持带向深部发出三个纤维隔，将踝管分成四个骨纤维管。

2. 剖查踝管内容　切开屈肌支持带，查认通过踝管各骨纤维管内的肌腱、血管和神经，由前向后依次为：①胫骨后肌腱；②趾长屈肌腱；③胫后动、静脉及胫神经；④　长屈肌腱（图 3-25）。胫后血管与胫神经在屈肌支持带深面分为足底内、外侧血管和神经进入足底。剖查中注意观察发自胫后动脉的内踝后动脉及其分布。

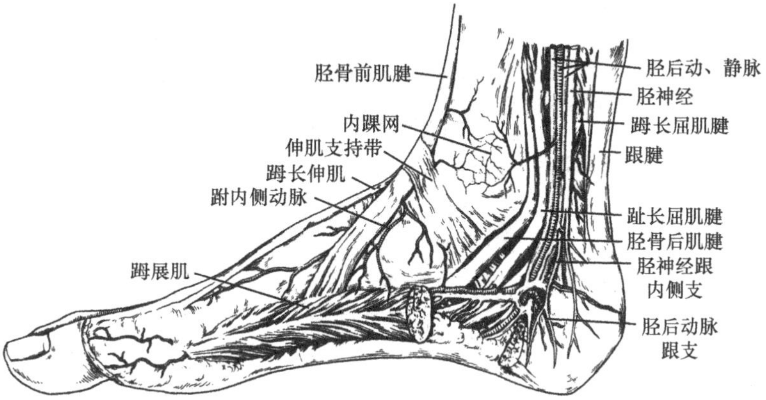

胫骨前肌腱
内踝网
伸肌支持带
踇长伸肌
跗内侧动脉
踇展肌
胫后动、静脉
胫神经
踇长屈肌腱
跟腱
趾长屈肌腱
胫骨后肌腱
胫神经跟内侧支
胫后动脉跟支

图 3-25　踝管

八、解剖足底

1. 解剖足底浅筋膜　足底浅筋膜富有脂肪及纤维束，较坚韧，剖除时注意保留浅血管和皮神经。

2. 解剖足底深筋膜　足底深筋膜内侧部较薄，外侧部较厚，中间部最厚称为足底腱膜，其起自跟骨结节前方，向前分为五束至各趾，腱膜两侧缘向深部发出两个肌间隔，将足底分成内、外侧和中间三个骨筋膜鞘。观察后，在前端横向切断足底腱膜并翻向后方，边翻边切断腱膜侧缘发出的肌间隔，注意保护趾根部及腱膜两侧的血管和神经。

3. 剖查足底浅层肌肉、血管和神经　由内侧向外侧依次剖查（图 3-26）：

（1）　展肌：清理观察后，在跟部切断并向前翻起，即可见其深面的足底内、外侧血管和神经以及胫骨后肌腱穿入足底的情况。

（2）趾短屈肌：位于足底腱膜深面，在此肌后端切断并向前翻起，注意保护和观察此肌两侧和深面的足底内、外侧血管和神经。

（3）小趾展肌：清理后向外拉开，追查足底外侧血管、神经及腓骨长肌腱。

4. 剖查足底中层肌肉、血管和神经　在已经切断的趾长屈肌深面，观察　长屈肌腱与趾长屈肌腱在足底的交叉情况，观察足底方肌止于趾长屈肌腱、蚓状肌起于趾长屈肌腱的情况。再次复查血管、神经的分支和行径（图 3-27）。

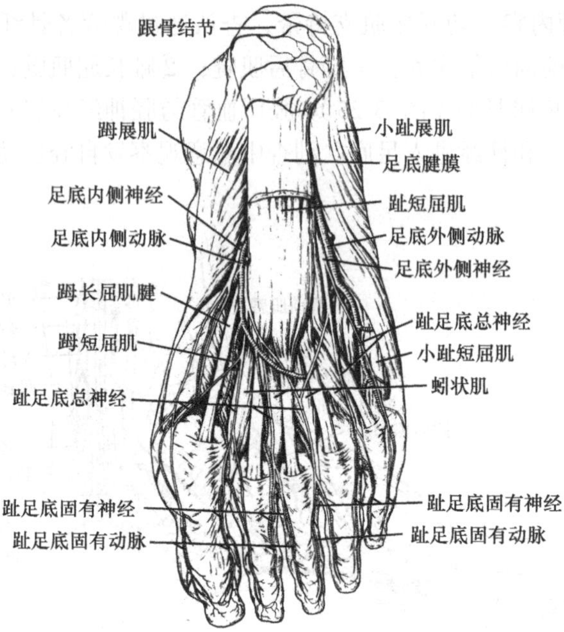
跟骨结节
小趾展肌
踇展肌
足底腱膜
足底内侧神经
趾短屈肌
足底内侧动脉
足底外侧动脉
足底外侧神经
踇长屈肌腱
趾足底总神经
踇短屈肌
小趾短屈肌
趾足底总神经
蚓状肌
趾足底固有神经
趾足底固有神经
趾足底固有动脉
趾足底固有动脉

图 3-26　足底的肌肉、血管和神经（浅层）

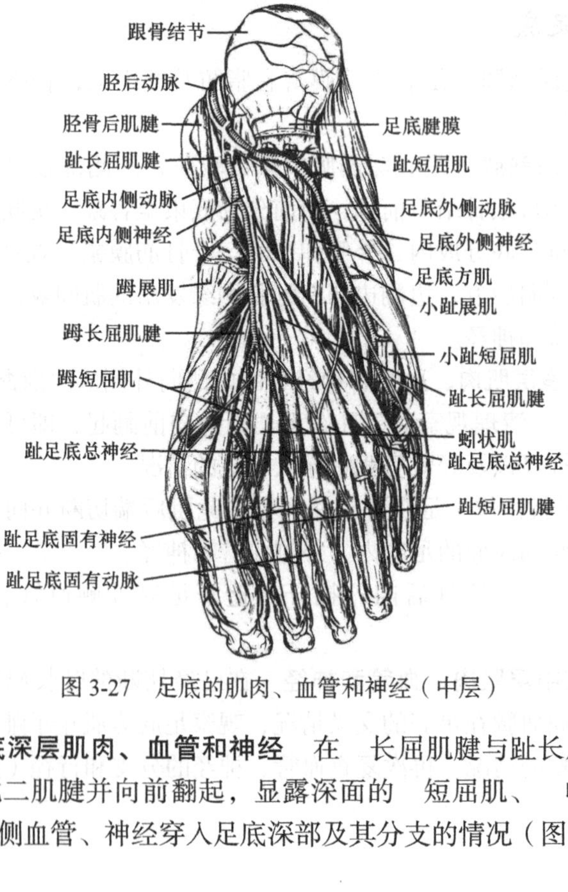
跟骨结节
胫后动脉
胫骨后肌腱
足底腱膜
趾长屈肌腱
趾短屈肌
足底内侧动脉
足底外侧动脉
足底内侧神经
足底外侧神经
足底方肌
踇展肌
小趾展肌
踇长屈肌腱
小趾短屈肌
踇短屈肌
趾长屈肌腱
蚓状肌
趾足底总神经
趾足底总神经
趾短屈肌腱
趾足底固有神经
趾足底固有动脉

图 3-27　足底的肌肉、血管和神经（中层）

5. 剖查足底深层肌肉、血管和神经　在　长屈肌腱与趾长屈肌腱交叉的远侧，横向切断此二肌腱并向前翻起，显露深面的　短屈肌、　收肌及小趾短屈肌，观察足底外侧血管、神经穿入足底深部及其分支的情况（图 3-28）。

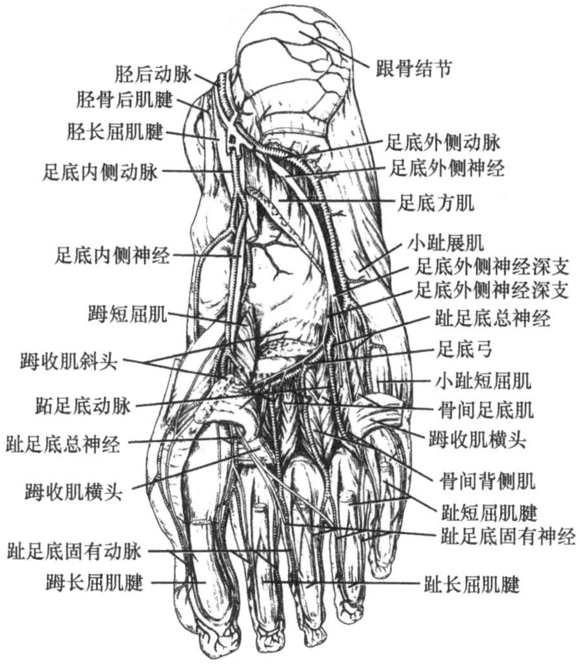

胫后动脉
胫骨后肌腱
胫长屈肌腱
足底内侧动脉
足底内侧神经
踇短屈肌
踇收肌斜头
跖足底动脉
趾足底总神经
踇收肌横头
趾足底固有动脉
踇长屈肌腱
跟骨结节
足底外侧动脉
足底外侧神经
足底方肌
小趾展肌
足底外侧神经深支
足底外侧神经深支
趾足底总神经
足底弓
小趾短屈肌
骨间足底肌
踇收肌横头
骨间背侧肌
趾短屈肌腱
趾足底固有神经
趾长屈肌腱

图 3-28 足底的肌肉、血管和神经（深层）

【注 意 事 项】

1. 小腿后皮肤较薄，在做横行切口时，切口宜浅，注意勿损伤深方的血管神经。

2. 足底的皮肤厚而硬，尤其以足跟、趾根及足外侧部较为明显，在翻剥过程中，可不必找寻浅层结构，将浅筋膜层一起翻开。

3. 踝管是小腿后区通向足底的重要通道，可沿小腿后结构向下追踪并逐个切开骨纤维管，注意最后一个骨纤维管位置较深，请沿 长屈肌腱向下仔细找寻。

实验九 解剖股前、内侧区

【问题·思考】

1. 大隐静脉的经行、注入部位和主要属支。
2. 腹股沟浅淋巴结的分群分组、位置、收纳范围和注入部位。
3. 肌腔隙、血管腔隙、股三角、收肌管的位置、境界和通行内容。
4. 股鞘的形成、分部和各部的内容。

【目 的】

剖查股前内侧区的皮肤、肌肉、筋膜、血管、神经和重要的局部结构。

【原　　理】

以大体标本为研究对象，对股前内侧区重要的结构和局部结构进行剖查和验证。

【材　　料】

大体标本、下肢标本、常规解剖器械等。

【方法与结果】

以尸体解剖为主。

一、尸位

尸体仰卧，腿稍外展外旋。

二、摸认体表标志

髂前上棘、耻骨结节、股骨内侧髁、股骨外侧髁、髌骨、髌韧带及胫骨粗隆。

三、切皮、翻皮片

做如下皮肤切口：①自髂前上棘至耻骨结节做一斜行切口；②平胫骨粗隆由内侧向外侧做一横行切口；③自①切口中点向下做一纵行切口至②切口。上述各切口均宜浅切，翻皮时也不能过深，以免伤及浅血管和皮神经。

四、解剖浅筋膜

在浅筋膜内剖查下列浅静脉和皮神经（图 3-29）。

1. 大隐静脉　沿股骨内侧髁后缘向腹股沟韧带中点的内侧剖查大隐静脉，其上端到达隐静脉裂孔处穿筛筋膜汇入股静脉。汇入前收集腹壁浅、阴部外、旋髂浅及股内、外侧浅静脉等属支，前三属支均有发自股动脉穿隐静脉裂孔附近浅出的同名动脉伴行。

2. 皮神经　①股外侧皮神经：后支在髂前上棘下方约 5cm 处浅出；前支在髂前上棘下方约 10cm 处浅出。②股神经的皮支：包括前皮支和隐神经，前者2～3 支，分布于大隐静脉与股外侧皮神经之间的股前内侧皮肤，又可分为股中间皮神经和股内侧皮神经；后者在膝内侧穿出并分出髌下支，主干伴大隐静脉下行。③闭孔神经皮支：于股内侧的中、下 1/3 交界处穿阔筋膜浅出，分布于股内侧皮肤。

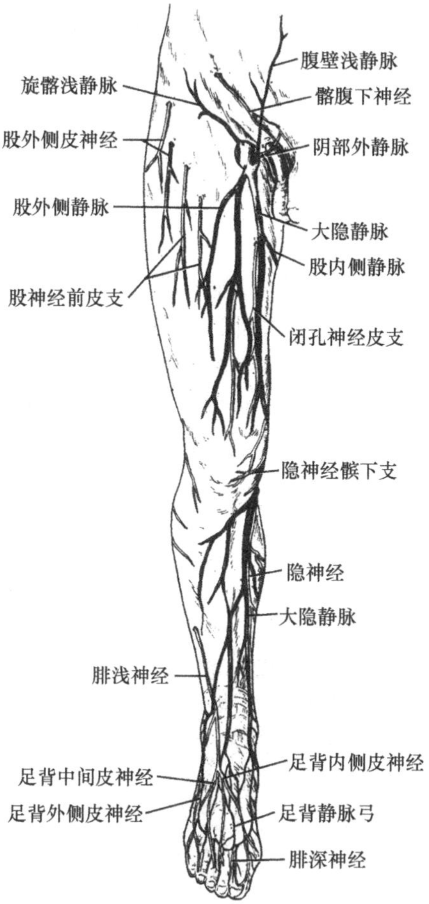
腹壁浅静脉
旋髂浅静脉
髂腹下神经
股外侧皮神经
阴部外静脉
股外侧静脉
大隐静脉
股内侧静脉
股神经前皮支
闭孔神经皮支
隐神经髌下支
隐神经
大隐静脉
腓浅神经
足背内侧皮神经
足背中间皮神经
足背外侧皮神经
足背静脉弓
腓深神经

图 3-29　下肢的浅静脉和皮神经（前面观）

五、解剖深筋膜

股部的深筋膜称为阔筋膜，是人体最厚的筋膜，包裹在股部肌肉的表面，下端与小腿的深筋膜相续。此外，深筋膜还伸入肌群之间附着于骨面，形成肌间隔。阔筋膜的外侧部明显增厚，在髂嵴前部与胫骨外侧髁之间形成髂胫束。用镊子提起大隐静脉上端，于静脉的后方，可见一明显的环形边缘，此即隐静脉裂孔的下角，沿下角向外上方，用刀柄轻轻推移筋膜，即可显露镰状缘及向上内方延伸形成的上角。观察隐静脉裂孔全貌后，清除裂孔表面的筛筋膜。

六、解剖股前群肌与股三角

1. 解剖股前群肌　沿髂胫束上端内侧做一纵行切口，即可见髂胫束上部两层之间的阔筋膜张肌。自髂前上棘沿缝匠肌内侧缘切开阔筋膜，显露缝匠肌。在股内侧剖出长收肌，注意保留至外生殖器的血管。然后清除股直肌、股内侧肌和股外侧肌的筋膜，并分离各肌。将股直肌向外侧拉开，查认支配此肌的神经及其深面的股中间肌。股四头肌向下合并包绕髌骨形成髌韧带，观察其附着于胫骨粗隆的情况。

2. 解剖股三角　股三角由腹股沟韧带、缝匠肌内侧缘与长收肌内侧缘围成，在此三角内由外侧向内侧剖认以下结构（图 3-30）。

（1）股神经：居外侧，可见其分出的前皮支、隐神经始端及肌支（图 3-30，图 3-32）。

（2）股鞘：该鞘在腹股沟韧带中部下方由筋膜形成。纵行切开股鞘前壁，可见由两个纵行纤维隔将鞘腔分为三部，由外侧向内侧分别包含股动脉、股静脉及容有一个腹股沟深淋巴结的股管。去除股管的淋巴结后，用小指探入股管，验证其上口仅借一层腹膜与腹腔分隔。股管上口即股环，其前界为腹股沟韧带，后界为耻骨梳韧带，内侧界为腔隙韧带，外侧界借纤维隔与股静脉为邻（图 3-31）。

（3）腹股沟深淋巴结：位于股静脉上端内侧，有 3～4 个。用镊子轻轻提起，剖认其淋巴输入管和输出管。

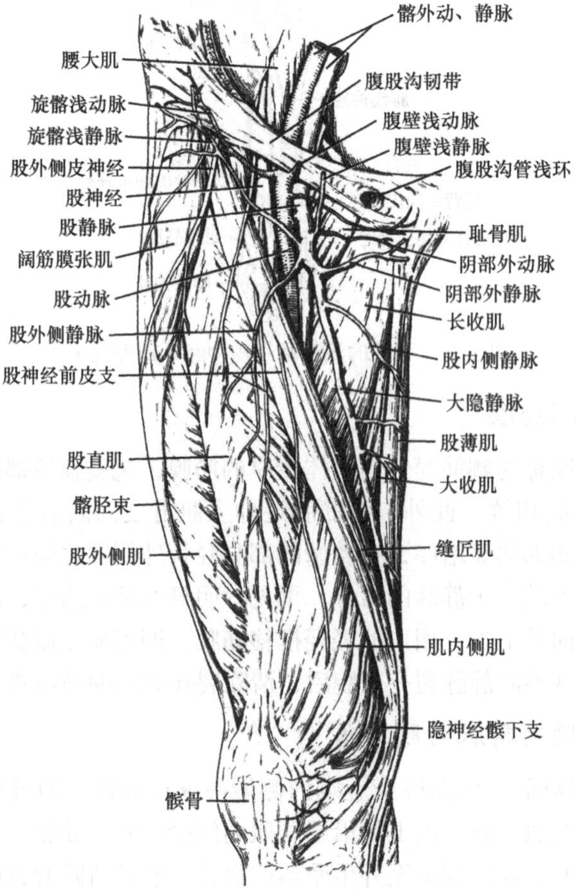
髂外动、静脉
腰大肌
腹股沟韧带
旋髂浅动脉
腹壁浅动脉
旋髂浅静脉
腹壁浅静脉
股外侧皮神经
腹股沟管浅环
股神经
股静脉
耻骨肌
阔筋膜张肌
阴部外动脉
阴部外静脉
股动脉
长收肌
股外侧静脉
股内侧静脉
股神经前皮支
大隐静脉
股薄肌
股直肌
大收肌
髂胫束
缝匠肌
股外侧肌
肌内侧肌
隐神经髌下支
髌骨

图 3-30　股前内侧区的肌肉、血管和神经（浅层）

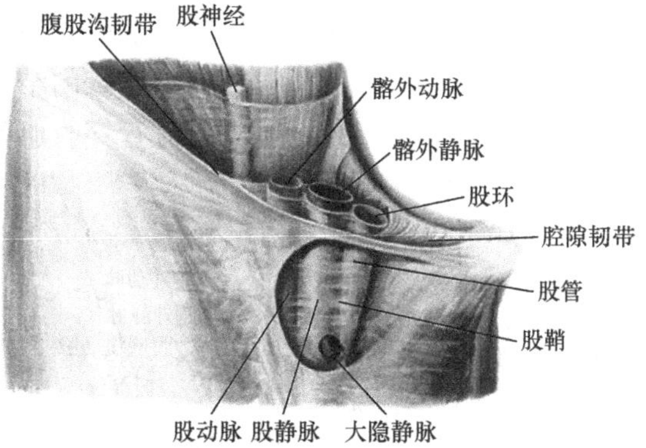
腹股沟韧带
股神经
髂外动脉
髂外静脉
股环
腔隙韧带
股管
股鞘
股动脉
股静脉
大隐静脉
图 3-31 股鞘

七、解剖股内侧群肌与收肌管

在股内侧最浅层，清理出股薄肌。在该肌的外上方进一步剖查长收肌。在长收肌外上方清理出耻骨肌，再观察长收肌深面的短收肌和长收肌后下方的大收肌。在剖认各肌的同时，查找支配它们的神经。耻骨肌的神经一般发自股神经，其余各肌由闭孔神经支配（图 3-30、图 3-32）。

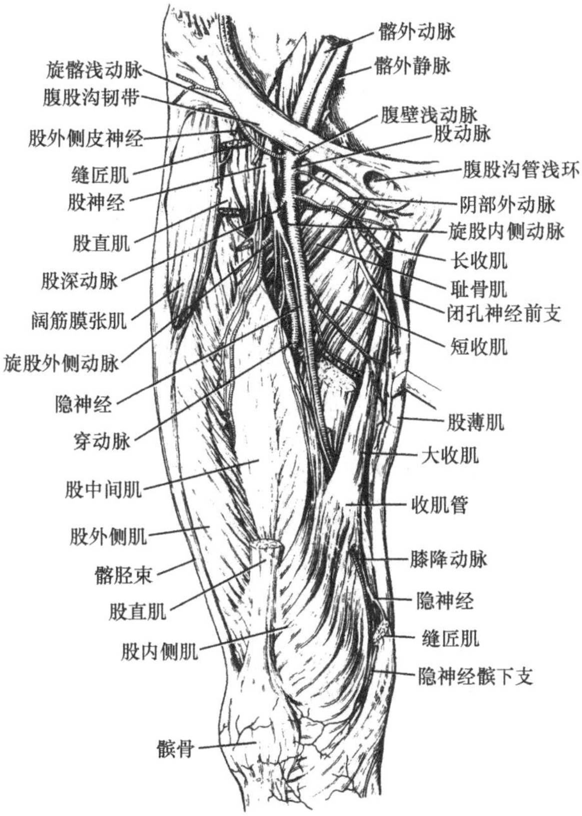
髂外动脉
髂外静脉
旋髂浅动脉
腹股沟韧带
腹壁浅动脉
股动脉
股外侧皮神经
缝匠肌
腹股沟管浅环
股神经
阴部外动脉
旋股内侧动脉
股直肌
长收肌
股深动脉
耻骨肌
阔筋膜张肌
闭孔神经前支
旋股外侧动脉
短收肌
隐神经
股薄肌
穿动脉
大收肌
股中间肌
收肌管
股外侧肌
膝降动脉
髂胫束
隐神经
股直肌
缝匠肌
股内侧肌
隐神经髌下支
髌骨
图 3-32 股前内侧区的肌肉、血管和神经（中层）

将缝匠肌下段切断，向上、下翻起，可见该肌下段深面的收肌腱板，它与缝匠肌共同构成收肌管的前壁。纵行切开腱板，剖查管内结构（由前向后依次为隐神经、股动脉和股静脉）（图 3-33），追查股血管穿收肌腱裂孔入腘窝，移行于腘血管。

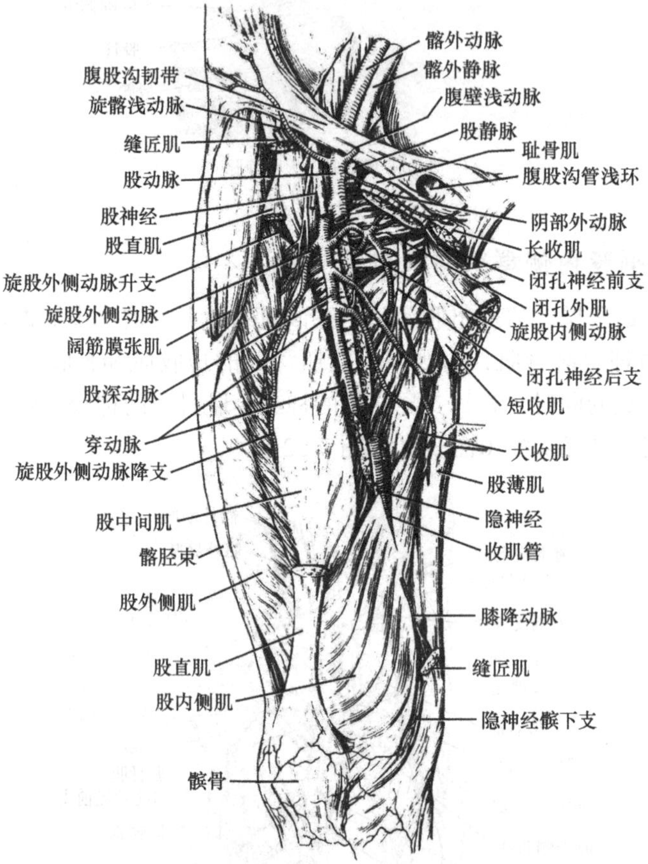
髂外动脉
髂外静脉
腹壁浅动脉
股静脉
耻骨肌
腹股沟管浅环
阴部外动脉
长收肌
闭孔神经前支
闭孔外肌
旋股内侧动脉
闭孔神经后支
短收肌
大收肌
股薄肌
隐神经
收肌管
膝降动脉
缝匠肌
隐神经髌下支
腹股沟韧带
旋髂浅动脉
缝匠肌
股动脉
股神经
股直肌
旋股外侧动脉升支
旋股外侧动脉
阔筋膜张肌
股深动脉
穿动脉
旋股外侧动脉降支
股中间肌
髂胫束
股外侧肌
股直肌
股内侧肌
髌骨

图 3-33　股前内侧区的肌肉、血管和神经（深层）

八、解剖股深动脉及其分支

在腹股沟韧带中点内侧下方约 5cm 处，于股动脉的后外侧壁寻找股深动脉的起点。然后在近股骨粗线处切断长收肌止部，追查股深动脉及其分支（图 3-33）。

1. 旋股外侧动脉　在髂腰肌与缝匠肌之间走向外下，分为升、降两支，追踪并观察其行径。

2. 旋股内侧动脉　在髂腰肌与耻骨肌之间走向后内侧，此动脉也可发自股动脉。

3. 穿动脉　一般有 3 支，分别于耻骨肌下缘、短收肌前面和下缘由股深动脉发出，穿内收肌腱至股后区。

九、解剖闭孔血管、神经束

在长收肌深面，剖查闭孔血管神经束。闭孔神经在闭膜管内分为前、后两支，分别下行于短收肌前、后面。前支支配长、短收肌，其末梢穿阔筋膜分布于股内侧区中下部皮肤；后支除发出肌支支配大收肌外，尚有一细支穿大收肌至膝关节囊后部。闭孔动脉伴神经穿出闭膜管后分为前、后两支，分布于股内侧群肌（图 3-32、图 3-33）。

上述结构解剖完毕后，重新观察复习，然后恢复原位，并确定股动脉的体表投影（髋关节屈曲并稍外展外旋时，由髂前上棘和耻骨联合连线的中点至股骨收肌结节连线的上 2/3 段即股动脉的投影）。

【注 意 事 项】

1. 皮肤切口宜浅，勿损伤深方的浅血管和皮神经。

2. 大隐静脉在注入股静脉前收纳 5 大属支，该处变异较多，可根据各属支的收纳范围判定血管的名称，并多观察几具大体老师标本，体会浅静脉在人群中的变异情况。

3. 该区域局部结构较多，在解剖过程中适时地将结构恢复原位，辨认并复习局部结构的围成、内容等相关知识。

实验十　解剖小腿前外侧区和足背

【问题·思考】

1. 大、小隐静脉的起始和经行。
2. 小腿前群肌和外侧群肌的血管供应和神经支配。

【目　　的】

剖查小腿前外侧区和足背的皮肤、肌肉、筋膜、血管、神经和重要的局部结构。

【原　　理】

以大体标本为研究对象，对小腿前外侧区和足背重要的结构和局部结构进行剖查和验证。

【材　　料】

大体标本、下肢标本、常规解剖器械等。

【方法与结果】

以尸体解剖为主。

一、尸位

尸体仰卧，两下肢外展外旋。

二、摸认体表标志

胫骨内侧髁、胫骨外侧髁、腓骨头、髌韧带、胫骨粗隆、胫骨前缘、内踝及外踝。

三、切皮、翻皮片

做如下皮肤切口：①自胫骨粗隆向下做一纵切口至踝关节前方，继沿足背中线做一纵切口下达第 2 趾尖；②由内踝经踝关节前方至外踝做一横切口；③沿趾根做一横切口至足内、外侧缘。踝部及足背的切口宜浅，将皮片翻向两侧。

四、解剖浅筋膜

1. 剖查小腿前外侧区浅筋膜　①大隐静脉和隐神经：两者伴行，通过膝关节和小腿内侧，经内踝前方，至足背内侧缘；②腓浅神经皮支：腓浅神经在小腿前外侧中、下 1/3 交界处由深筋膜浅出，下延经踝关节前方到足背。

2. 剖查足背浅筋膜　①足背静脉弓：弓的内、外侧端分别续于大、小隐静脉，并分别经内踝前方及外踝后方上入小腿（图 3-29）；②隐神经末段：分布于足背内侧缘；③腓浅神经终支：腓浅神经分为足背内侧皮神经和足背中间皮神经，分别经踝关节前方至足背，分支分布于足背和第 2～5 趾背的皮肤（图 3-34）；④腓深神经皮支：在第 1 跖骨间隙浅出，分布于第 1、2 趾相对缘的皮肤；⑤腓肠神经终支：经外踝后方至足背外侧缘。

五、解剖深筋膜

在小腿下部的前方，剖查由深筋膜增厚形成的伸肌上支持带。在伸肌上支持带的下方，修出呈“Y”形的伸肌下支持带。在外踝后方及下方修出腓骨肌上、下支持带，清除其他部分的深筋膜（图 3-34）。

六、解剖小腿前、外侧群肌

清理小腿前群肌，从内侧向外侧依次查认胫骨前肌、　长伸肌和趾长伸肌（及第 3 腓骨肌）。　长伸肌上部位置较深，下部肌腱出至浅部。在小腿外侧，清理出腓骨长肌和腓骨短肌（图 3-34）。

七、解剖小腿前外侧区的血管和神经

1. 剖查胫前血管和腓深神经　钝性分离胫骨前肌和趾长伸肌，在两肌之间骨间膜前面剖查胫前血管和腓深神经，它们伴行向下，在小腿下段由胫骨前肌与

长伸肌之间穿出，经踝前至足背。胫前动脉为腘动脉的终支之一，在穿骨间膜上部后向上发出胫前返动脉，参与膝关节动脉网的形成。腓深神经由腓总神经在腓骨颈处分出，穿腓骨长肌入小腿前群肌，在小腿上段位于胫前血管外侧，向下斜过血管浅面，至踝前又位于血管的外侧。腓深神经肌支支配小腿前群肌，试剖认之（图 3-35）。

2. 剖查腓浅神经　腓浅神经在腓骨长、短肌之间下行，至小腿前外侧中、下 1/3 交界处浅出。可在浅出处向上沿腓骨长、短肌之间追寻至腓骨颈由腓总神经分出处，并在沿途试找出其肌支。

八、解剖足背肌

沿着肌腱方向切开伸肌支持带，剖查　短伸肌和趾短伸肌（图 3-35），并观察骨间背侧肌。切开腓骨肌上、下支持带，查认腓骨长、短肌的肌腱，短肌腱止于第 5 跖骨粗隆，长肌腱至足底内侧，止于第 1 跖骨底与第 1 楔骨的相邻部。

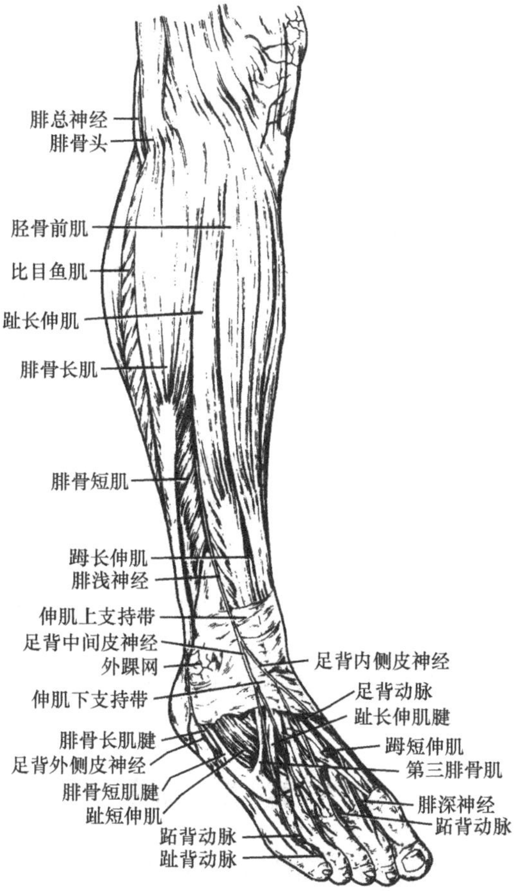
腓总神经
腓骨头
胫骨前肌
比目鱼肌
趾长伸肌
腓骨长肌
腓骨短肌
踇长伸肌
腓浅神经
伸肌上支持带
足背中间皮神经
外踝网
伸肌下支持带
腓骨长肌腱
足背外侧皮神经
腓骨短肌腱
趾短伸肌
跖背动脉
趾背动脉
足背内侧皮神经
足背动脉
趾长伸肌腱
踇短伸肌
第三腓骨肌
腓深神经
跖背动脉

图 3-34　小腿前外侧区和足背的肌肉、血管和神经（浅层）

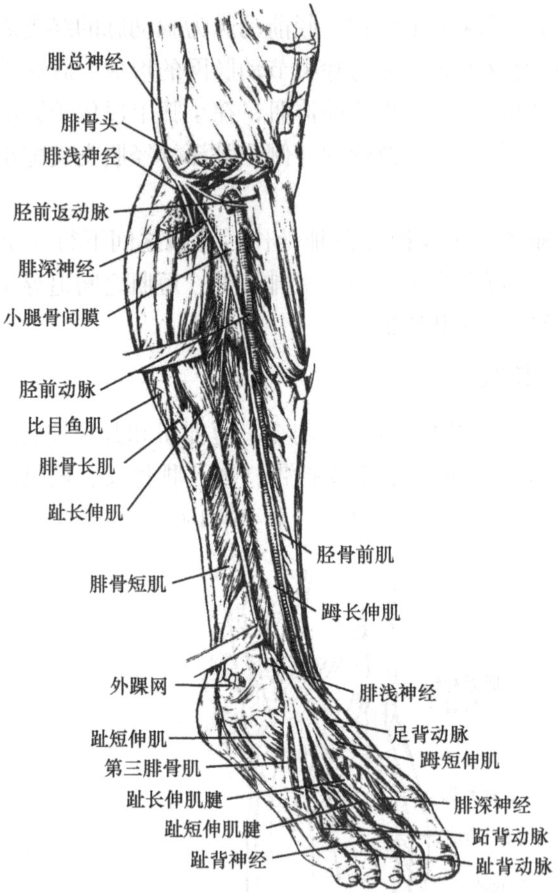
腓总神经
腓骨头
腓浅神经
胫前返动脉
腓深神经
小腿骨间膜
胫前动脉
比目鱼肌
腓骨长肌
趾长伸肌
腓骨短肌
胫骨前肌
踇长伸肌
外踝网
腓浅神经
趾短伸肌
足背动脉
踇短伸肌
第三腓骨肌
趾长伸肌腱
腓深神经
趾短伸肌腱
跖背动脉
趾背神经
趾背动脉

图 3-35　小腿前外侧区和足背的肌肉、血管和神经（深层）

九、解剖足背的血管和神经

1. 足背动脉　足背动脉为胫前动脉的直接延续，向下行经　短伸肌内侧及其深面（图 3-34），沿途发出，①第 1 跖背动脉：前端分为 2 支趾背动脉至第 1、2 趾；②足底深支：穿第 1 跖骨间隙至足底，与足底外侧动脉吻合，构成足底弓；③弓状动脉：出现率约为 34.72%，沿跖骨底背侧面向外行。其他分支如跗内、外侧动脉较细小，无须追寻。

2. 腓深神经　多位于足背动脉内侧，试查认该神经及其肌支和踝关节支的分支情况。

【注 意 事 项】

运用所学的知识解释仰趾足、马蹄足、外翻足和内翻足等发生的原因。

第四章　颈　　部

颈部位于头部与胸、上肢之间。颈部上界即头部的下界，为下颌底、下颌角、乳突尖、上项线和枕外隆凸的连线；下界为胸骨颈静脉切迹、胸锁关节、锁骨上缘和肩胛骨肩峰至第 7 颈椎棘突的连线。颈部以胸锁乳突肌前、后缘为界划分为颈前区、胸锁乳突肌区和颈外侧区。颈部与胸部及颈部与腋窝结构的移行区称为颈根部。

实验一　解剖浅层结构

【问题·思考】

1. 颈部的境界与分区。
2. 在颈部的浅筋膜内能解剖到哪些结构？
3. 颈丛皮支的走行及其分布。

【目　　的】

探查重要结构的体表标志。剖查颈部浅层即皮肤、筋膜、肌肉、血管、神经和主要的局部结构。

【原　　理】

以大体标本为研究对象，对颈部浅层一些重要结构和局部结构进行剖查和验证。

【材　　料】

大体标本、颈部标本、颈部模型、常规解剖器械等。

【方法与结果】

以尸体解剖为主。

一、尸位

尸体仰卧，肩部垫高，使头部尽量后仰。

二、摸认体表标志

摸认下颌骨下缘、下颌角、乳突、舌骨、甲状软骨与喉结、胸骨颈静脉切迹、锁骨、肩峰等。

三、切皮、翻皮片

作如下皮肤切口（图 1-5）：①颈正中切口，自颏下中点沿中线向下切至胸骨颈静脉切迹中点；②颈上界切口，自正中切口上端沿下颌骨下缘切至乳突；③颈下界切口，自正中切口下端沿锁骨切至肩峰。

从颈正中切口剥离皮片，翻向外侧，深浅以显露颈阔肌为度。

四、解剖浅层结构

1. 解剖颈阔肌 观察颈阔肌的纤维走向和起止（图 4-1）。横断该肌中部，向上、下翻起，注意勿损及此肌深侧的颈丛皮支、面神经的颈支和下颌缘支，以及颈部的浅静脉和浅淋巴结。

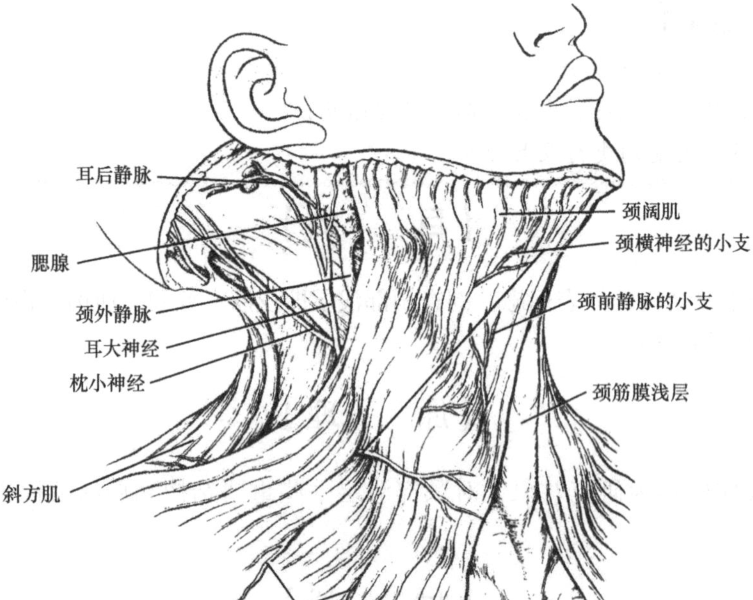
耳后静脉
腮腺
颈外静脉
耳大神经
枕小神经
斜方肌
锁骨上神经
颈阔肌
颈横神经的小支
颈前静脉的小支
颈筋膜浅层

图 4-1 颈部结构第 1 层

2. 剖查浅静脉 在中线侧方浅筋膜内剖查颈前静脉，其下端穿入深筋膜。颈前静脉附近有颈前淋巴结，观察后清除之。自下颌角后方向下，沿胸锁乳突肌表面剖出颈外静脉，其下端在锁骨上方穿入深筋膜（图 4-2），此静脉附近有颈外侧浅淋巴结，观察后清除之。

3. 剖查颈丛皮支 从胸锁乳突肌后缘中点向前、上、下清理颈丛皮支：颈横神经越胸锁乳突肌表面至颈前；耳大神经沿该肌表面上行至耳郭附近；枕小神经循该肌后缘向后上至枕部；锁骨上神经向外下方分 3 支分布于颈侧及胸、肩上部。

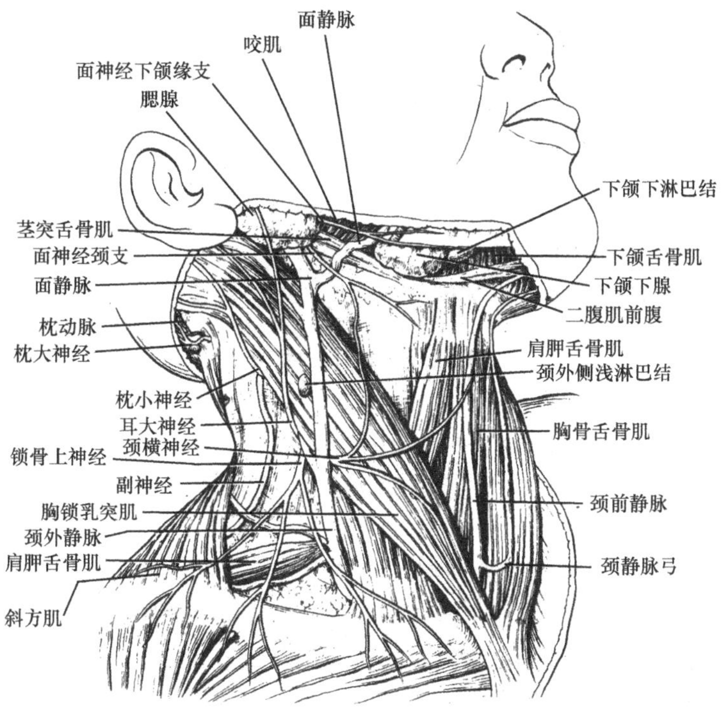
面静脉
咬肌
面神经下颌缘支
腮腺
下颌下淋巴结
茎突舌骨肌
面神经颈支
面静脉
下颌舌骨肌
下颌下腺
二腹肌前腹
枕动脉
枕大神经
肩胛舌骨肌
颈外侧浅淋巴结
枕小神经
耳大神经
颈横神经
胸骨舌骨肌
锁骨上神经
副神经
颈前静脉
胸锁乳突肌
颈外静脉
肩胛舌骨肌
颈静脉弓
斜方肌

图 4-2　颈部结构第 2 层

4. 清除浅筋膜　保留浅静脉和皮神经，清除颈部浅筋膜，观察颈深筋膜的浅层即封套筋膜，它包被全颈，并形成胸锁乳突肌鞘、斜方肌鞘和下颌下腺鞘。

【注 意 事 项】

1. 注意摸认体表标志。

2. 颈部皮肤较薄，切口不宜过深。

3. 向上翻起颈阔肌时，勿伤及颈部浅静脉和皮神经。

实验二　解剖舌骨上区

【问题·思考】

1. 下颌下三角的位置、围成及内容。
2. 面动脉的起始、走行及分布。
3. 面静脉的位置、走行。
4. 舌下神经的位置、走行。

【目　　的】

剖查颏下三角及颈动脉三角内的主要结构，为临床应用打下坚实的基础。

【原　　理】

以大体标本为研究对象，对舌骨上区一些重要结构和局部结构进行剖查和验证。

【材　　料】

大体标本、颈部标本、颈部模型、常规解剖器械等。

【方法与结果】

1. 剖查颏下三角　清除颏下三角内的深筋膜浅层及颏下淋巴结，辨认颏下三角的境界（图 4-2～图 4-4）。此三角由左、右两侧二腹肌前腹与舌骨体围成，三角深面为下颌舌骨肌。

2. 剖查下颌下三角　剖除局部深筋膜浅层及其形成的下颌下腺鞘，观察并清除下颌下淋巴结，观察下颌下腺（图 4-2～图 4-4）。在下颌下腺表面找出面静脉，在腺与下颌骨之间找出面动脉，追踪面动脉绕下颌骨下缘至面部。将下颌下腺翻向上，修洁二腹肌后腹和茎突舌骨肌，查看下颌下三角的境界。切断二腹肌前腹在下颌骨上的起点，翻向下，修洁此三角深面的下颌舌骨肌，并注意观察下颌舌骨肌表面有同名神经伴行。

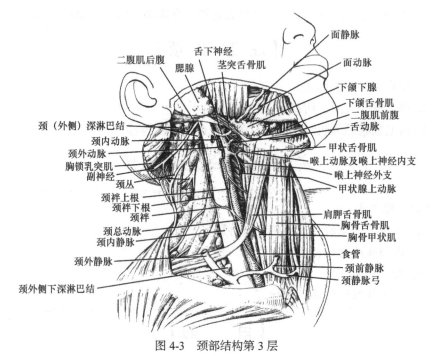

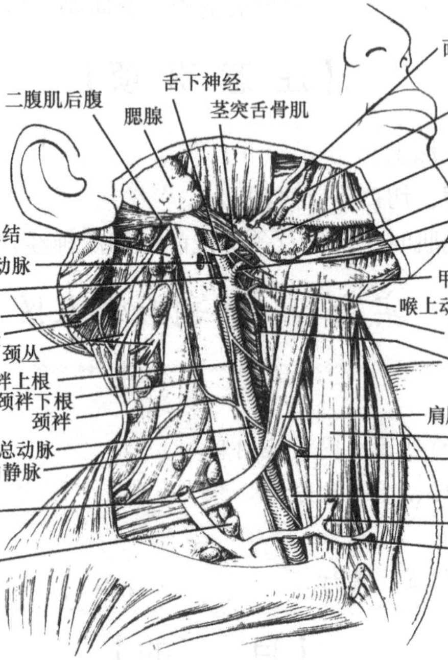

面静脉
舌下神经
二腹肌后腹
腮腺
茎突舌骨肌
面动脉
下颌下腺
下颌舌骨肌
二腹肌前腹
颈（外侧）深淋巴结
舌动脉
颈内动脉
甲状舌骨肌
颈外动脉
喉上动脉及喉上神经内支
胸锁乳突肌
喉上神经外支
副神经
颈丛
甲状腺上动脉
颈袢上根
颈袢下根
肩胛舌骨肌
颈袢
胸骨舌骨肌
颈总动脉
胸骨甲状肌
颈内静脉
食管
颈外静脉
颈前静脉
颈静脉弓
颈外侧下深淋巴结

图 4-3　颈部结构第 3 层

【注 意 事 项】

1. 注意观察颏下三角和下颌下三角的位置、境界。
2. 面静脉、面动脉分别走行在下颌下腺的表面及深部，注意寻找辨认。
3. 寻找舌下神经，注意辨认与二腹肌肌腱的区别。

实验三 解剖舌骨下区及胸锁乳突肌

【问题·思考】
1. 颈动脉三角的位置、围成及内容。
2. 临床中做甲状腺手术需要结扎哪些血管？

【目 的】

剖查颈动脉三角、肌三角及胸锁乳突肌区内的主要结构，为临床应用打下坚实的基础。

【原 理】

以大体标本为研究对象，对舌骨下区、胸锁乳突肌区内一些重要结构和局部结构进行剖查和验证。

【材 料】

大体标本、颈部标本、颈部模型、常规解剖器械等。

【方法与结果】

1. 清除舌骨下区深筋膜浅层 修洁舌骨下肌群和胸锁乳突肌的表面（保留颈部浅静脉和颈丛皮支）。在胸骨柄上方胸骨上间隙中，注意剖查连接左、右颈前静脉的颈静脉弓。

2. 查看肌三角和颈动脉三角 前者由颈前正中线、胸锁乳突肌前缘及肩胛舌骨肌围成；后者由胸锁乳突肌前缘、肩胛舌骨肌上腹和二腹肌后腹围成（图 4-2）。

3. 解剖胸锁乳突肌 切断此肌在胸骨柄和锁骨上的起点，翻向后上，注意支配此肌的副神经及颈外动脉的分支在此肌上 1/3 深面进入该肌（图 4-3）。副神经继续走向后下，延入颈外侧区（图 4-2～图 4-4），暂不追查。

4. 剖查舌骨下肌群和颈袢分支 修洁舌骨下肌群。在各肌外侧缘筋膜中，剖出颈袢至各肌的分支，一并沿分支向上追踪颈袢至颈动脉鞘前壁（图 4-3）。平胸骨柄上缘切断胸骨舌骨肌，翻向上方。修洁深层的胸骨甲状肌和甲状舌骨肌。切断胸骨甲状肌下端并翻起，暴露甲状腺、喉、气管等颈部脏器。

5. 解剖甲状腺和颈部脏器　①观察颈深筋膜中层：此层紧贴舌骨下肌群后面，覆于气管前方（又称气管前层），并包裹甲状腺形成腺鞘；②解剖甲状腺（图 4-4）：观察甲状腺侧叶、峡部和锥状叶。在甲状腺侧叶上极附近剖出甲状腺上动、静脉及伴行走向环甲肌的喉上神经外支。在舌骨大角和甲状软骨间剖出喉上动脉及其上方伴行的喉上神经内支，两者同穿甲状舌骨膜入喉。在甲状腺侧叶外侧缘，切断注入颈内静脉的甲状腺中静脉，将甲状腺侧叶翻向内侧。在腺下极附近寻认甲状腺下动脉，此动脉来自甲状颈干，向内侧横过颈总动脉的后方，到达甲状腺侧叶后面。在气管食管旁沟内剖出喉返神经，注意喉返神经与甲状腺下动脉的交叉关系；③剖查甲状旁腺：清除甲状腺鞘，在甲状腺侧叶后面上、下部结缔组织或腺实质中寻认上、下甲状旁腺。

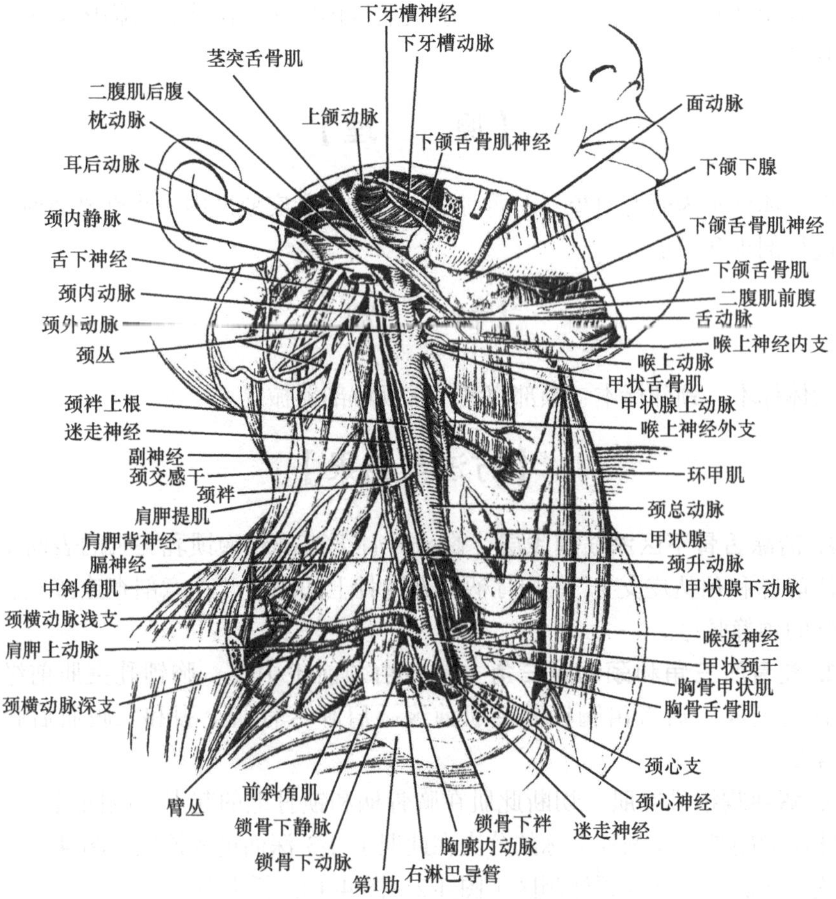
下牙槽神经
下牙槽动脉
茎突舌骨肌
二腹肌后腹
枕动脉
上颌动脉
下颌舌骨肌神经
面动脉
耳后动脉
下颌下腺
颈内静脉
下颌舌骨肌神经
舌下神经
下颌舌骨肌
颈内动脉
二腹肌前腹
颈外动脉
舌动脉
颈丛
喉上神经内支
喉上动脉
甲状舌骨肌
颈袢上根
甲状腺上动脉
迷走神经
喉上神经外支
副神经
颈交感干
环甲肌
颈袢
肩胛提肌
颈总动脉
肩胛背神经
甲状腺
膈神经
颈升动脉
中斜角肌
甲状腺下动脉
颈横动脉浅支
喉返神经
肩胛上动脉
甲状颈干
胸骨甲状肌
颈横动脉深支
胸骨舌骨肌
颈心支
颈心神经
臂丛
前斜角肌
锁骨下静脉
锁骨下袢
迷走神经
胸廓内动脉
锁骨下动脉
右淋巴导管
第1肋
图 4-4　颈部结构第 4 层

【注 意 事 项】

1. 解剖胸锁乳突肌时，此肌的起点可以暂时不切，放到下一步再切。
2. 注意在颈动脉鞘的表面寻找颈袢。
3. 标本中甲状腺囊和囊鞘间隙看不清楚，活体看得清楚。

实验四 解剖颈动脉三角及胸锁乳突肌深部

【问题·思考】
1. 颈动脉窦、颈动脉小球的位置、形态及临床意义。
2. 二腹肌后腹附近的结构有哪些？

【目 的】

剖查颈动脉鞘、二腹肌后腹附近的主要结构，为临床应用打下坚实的基础。

【原 理】

以大体标本为研究对象，对颈动脉三角及胸锁乳突肌深部一些重要结构和局部结构进行剖查和验证。

【材 料】

大体标本、颈部标本、颈部模型、常规解剖器械等。

【方法与结果】

一、解剖颈动脉鞘浅面

1. 剖查颈（外侧）深淋巴结 颈深淋巴结沿颈动脉鞘排列（图 4-3），以肩胛舌骨肌中间腱为界分为上、下两群，观察后摘除。

2. 追踪颈袢根 沿颈动脉鞘前壁向上追踪颈袢的上、下两根（图 4-3、图 4-4）。上根纤维来自第 1 颈神经的前支，取道舌下神经，然后分出；下根纤维来自第 2 颈神经和第 3 颈神经的前支。

二、剖查颈动脉鞘内的血管神经干

纵向切开颈动脉鞘，探查鞘内结构：可见颈内静脉位于颈总动脉及颈内动脉的外侧（图 4-4），动、静脉之间的后方通行迷走神经，暂勿剖查。观察颈内静脉的属支面静脉，舌静脉，甲状腺上、中静脉（后者已切断），分别清除。修洁颈总动脉，颈总动脉上端在约平甲状软骨上缘处分为颈内动脉和颈外动脉，颈外动脉初在颈内动脉前内侧，向上转至颈内动脉前外侧。颈总动脉末端和颈内动脉起始部管壁较膨大，即颈动脉窦；在颈内、外动脉分支处后方，寻认颈动脉小球及至颈动脉窦和颈动脉小球的颈动脉窦支。

三、解剖颈动脉三角

在颈动脉三角内有颈外动脉的初段及由其发出的分支的起始部，并有舌下神经掠过三角的上部（图 4-3、图 4-4）。

1. 解剖颈外动脉在此三角内的分支 沿颈外动脉起始部向上，依次剖查甲状腺上动脉、舌动脉和面动脉。前者走向前下，分布于喉和甲状腺；舌动脉在舌骨大角上方向前上，潜入口腔底部；面动脉则通过二腹肌后腹与茎突舌骨肌深侧入下颌下三角。

2. 剖查舌下神经 舌下神经在颈动脉三角上部越过颈内、外动脉的浅面，向前上经二腹肌后腹深面进入下颌下三角。

四、解剖迷走神经和颈交感干

迷走神经走行于颈动脉鞘内，颈交感干位于鞘的后方（图 4-4、图 4-7）。

1. 解剖迷走神经 将颈内静脉和颈总-颈内动脉分别牵向两侧，在颈动脉鞘内深处寻出迷走神经。于喉旁找到喉上神经，沿颈内、外动脉内侧向后上追踪至其由迷走神经发出处。迷走神经咽支深在，心支细小，不必寻找。

2. 剖查颈交感干 颈交感干位于颈动脉鞘的后方，在迷走神经的内侧。沿颈交感干向上、下清理，剖出颈上神经节和颈中神经节。颈上神经节较大，呈梭形，位于第 2、3 颈椎横突前方；颈中神经节小或不明显，位于第 6 颈椎横突前方；颈下神经节在颈根深处，暂勿追踪。

【注 意 事 项】

1. 注意观察颈动脉窦、颈动脉小球的位置、形态，思考其临床意义。
2. 颈上神经节位置较靠上，注意寻找。
3. 二腹肌后腹结构较复杂，注意辨认。因面部尚未解剖，不可向上深追。

实验五 解剖颈外侧区

【问题 · 思考】

1. 枕三角的位置、境界及内容。
2. 锁骨上三角的位置、境界及内容。

【目 的】

剖查枕三角、锁骨上三角内的主要结构，为临床应用打下坚实的基础。

【原　　理】

以大体标本为研究对象，对枕三角、锁骨上三角内一些重要结构和局部结构进行剖查和验证。

【材　　料】

大体标本、颈部标本、颈部模型、常规解剖器械等。

【方法与结果】

1. 查看枕三角与肩胛舌骨肌锁骨三角　两者以肩胛舌骨肌下腹为界（图 4-2）。

2. 剖查副神经　清除枕三角内深筋膜浅层及其深侧的颈深上淋巴结外侧部分。剖查副神经，可见其由胸锁乳突肌后缘上、中 1/3 交界处斜向外下，至斜方肌前缘中、下 1/3 交界处潜入斜方肌深面（图 4-2）。

3. 剖查颈丛　将颈内静脉和颈动脉牵向内侧，清出颈丛各根及颈丛分支（图 4-3、图 4-4）。颈丛深面为肩胛提肌和中斜角肌，颈丛内下方为前斜角肌。由颈丛发出的膈神经向下经过前斜角肌表面降入胸腔。

4. 剖查臂丛和锁骨下动、静脉　在前、中斜角肌间剖查臂丛的根（第 5 颈神经至第 1 胸神经的前支）和干（上、中、下干），然后臂丛向外下，斜经锁骨上三角深部和锁骨后方延入腋窝。锁骨下动脉贴靠臂丛前下穿出斜角肌间隙，经锁骨后方入腋窝。锁骨下静脉则在前斜角肌前方汇入静脉角，末端收集颈外静脉（图 4-4、图 4-7）。

【注 意 事 项】

1. 注意观察枕三角和锁骨上三角的位置、境界。
2. 注意保护此三角内的结构，勿伤及血管、神经等结构。

实验六　解剖颈根部

【问题·思考】
胸膜顶的位置及其毗邻结构。

【目　　的】

剖查颈根部的主要结构，为临床应用打下坚实的基础。

【原　　理】

以大体标本为研究对象，对颈根部一些重要结构和局部结构进行剖查和验证。

【材　　料】

大体标本、颈部标本、颈部模型、常规解剖器械等。

【方法与结果】

1. 截除锁骨　断离胸锁关节，在锁骨中、外1/3交界处锯断锁骨，紧贴其后面分离锁骨下肌，摘除断离的锁骨。

2. 剖查静脉角与淋巴导管　颈内静脉与锁骨下静脉汇合形成静脉角。在左静脉角仔细寻认胸导管终末部，它横过颈动脉鞘后方，转向前注入左静脉角（图4-4、图4-5、图4-7）；其形状类似小静脉，壁薄呈串珠状；在右静脉角处寻认右淋巴导管，其长度仅约1cm。两导管注入静脉前，分别收集同侧的颈干、锁骨下干和支气管纵隔干（图4-5）。

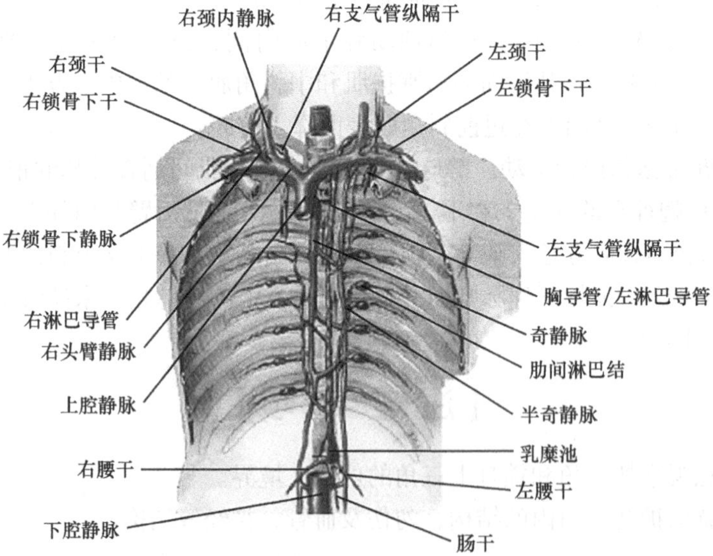
右颈内静脉
右支气管纵隔干
右颈干
右锁骨下干
左颈干
左锁骨下干
右锁骨下静脉
左支气管纵隔干
胸导管/左淋巴导管
右淋巴导管
右头臂静脉
奇静脉
肋间淋巴结
上腔静脉
半奇静脉
乳糜池
右腰干
左腰干
下腔静脉
肠干

图4-5　淋巴导管和静脉角

3. 追踪膈神经和迷走神经　在锁骨下静脉的后方、前斜角肌的表面清理复查膈神经，在膈神经内侧追踪迷走神经。右迷走神经越右锁骨下动脉前方入胸腔（图4-4、图4-7），并发出右喉返神经勾绕锁骨下动脉走向后上，进入气管食管旁沟。

4. 剖查锁骨下动脉　锁骨下动脉呈弓形通过颈根部（图4-4、图4-7），其第1段位于前斜角肌内侧；第2段在前斜角肌后方，沿臂丛下干前面穿出斜角肌间隙；第3段在前斜角肌外侧。在前斜角肌内侧剖查锁骨下动脉的主要分支（图4-6、图4-7）：①椎动脉上行穿经上6个颈椎横突孔入颅；②甲状颈干较短，上行一般分为三支，一支横向内侧，为甲状腺下动脉。两支横向外侧，上支为颈横动脉，浅支潜入斜方肌深面（颈浅动脉），深支为肩胛背动脉，至肩胛提肌和菱形肌；

下支为肩胛上动脉，跨至肩胛骨背面。相应的肩胛背神经和肩胛上神经均系臂丛分支，不必细查；③在锁骨下动脉第 1 段下方与椎动脉起点相对处，剖认胸廓内动脉，可见其下行入胸腔。

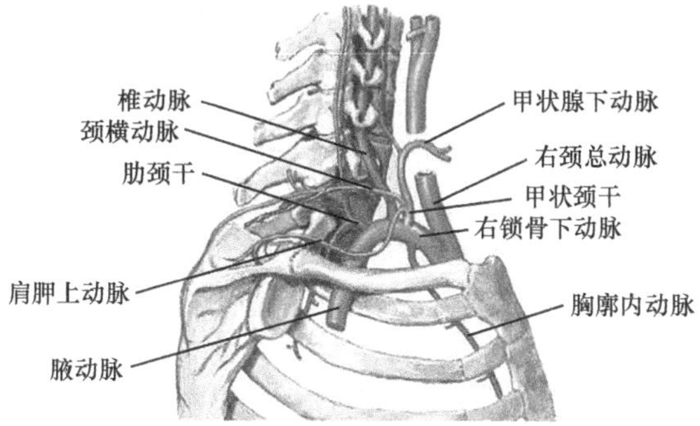
椎动脉
颈横动脉
肋颈干
肩胛上动脉
腋动脉
甲状腺下动脉
右颈总动脉
甲状颈干
右锁骨下动脉
胸廓内动脉

图 4-6 锁骨下动脉及其分支

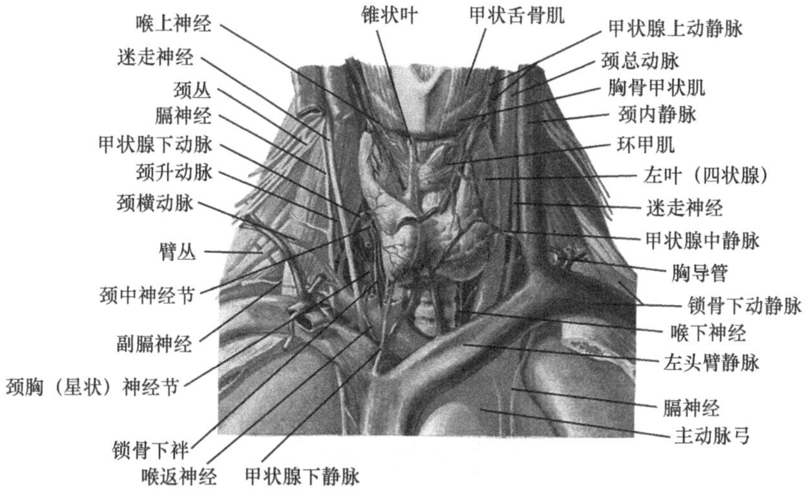
喉上神经
迷走神经
颈丛
膈神经
甲状腺下动脉
颈升动脉
颈横动脉
臂丛
颈中神经节
副膈神经
颈胸（星状）神经节
锁骨下袢
喉返神经
甲状腺下静脉
锥状叶
甲状舌骨肌
甲状腺上动静脉
颈总动脉
胸骨甲状肌
颈内静脉
环甲肌
左叶（四状腺）
迷走神经
甲状腺中静脉
胸导管
锁骨下动静脉
喉下神经
左头臂静脉
膈神经
主动脉弓

图 4-7 颈根部的结构

5. 剖查颈根深部 在锁骨下动脉后下方探查胸膜顶。沿颈交感干向下追踪至胸膜顶后方，寻认颈下神经节或颈胸神经节（图 4-4、图 4-7）。在左侧，于颈总动脉和锁骨下动脉间复查胸导管，经颈动脉鞘后方追踪至食管左侧入颈根处（图 4-7）。

【注 意 事 项】

1. 可从外侧 1/3 处锯断锁骨。

2. 在左侧，于颈总动脉和锁骨下动脉之间注意寻找胸导管。

第五章 头 部

头部借下颌底、下颌角、乳突尖、上项线和枕外隆凸的连线与颈部分界。眶上缘、颧弓和外耳门上缘的连线将头部分为后上方的颅部及前下方的面部。

实验一 解剖面部浅层

【问题·思考】

1. 腮腺浅面及其周围有哪些主要结构?
2. 面动、静脉的起始、经行及主要分支、分布。

【目 的】

探查腮腺浅面及其周围的主要结构。

【原 理】

以大体标本为研究对象，对面部浅层一些重要结构和局部结构进行剖查和验证。

【材 料】

大体标本、面部标本、面部模型、常规解剖器械等。

【方法与结果】

一、尸位

尸体取仰卧位，肩下垫木枕，使面部略抬高。

二、摸认体表标志

摸认眉弓、眶上缘、眶下缘、颧弓、髁突及下颌角等骨性标志。对照颅骨观察眶上孔、眶下孔和颏孔的位置及体表投影，这三个孔，自上而下，排列在同一条直线上。

三、切皮、翻皮片

面部皮肤很薄，切记切口要浅。做如下皮肤切口（见图 1-5）：①自颅顶正中向前下，经鼻背、人中至下颌体下缘，做正中切口；②在头部侧面做纵切口，上起颅顶，下抵耳郭上端；③沿上、下睑缘和鼻孔周围及唇缘做环形切口；④平睑裂两端做横切口，内侧至正中线，外侧至耳前；⑤从口角至耳前做横切口；⑥沿下颌体下缘做横切口至下颌角，然后转向后上方至乳突尖（如颈部已解剖则此切口从略）。

沿上述切口，依次将上、中、下三块皮片翻向外侧，翻皮时皮片要薄，以免损伤位于皮下的面肌、血管和神经。额部皮肤与坚韧的皮下组织相连，剥皮时慎勿将额肌一同翻起。如感到皮片很容易剥离，则提示切割过深，已达额肌或帽状腱膜下疏松结缔组织间隙。眼睑的皮肤薄而松弛，剥皮时更需细心。

四、解剖面浅层

面浅层主要内容有面肌、面动脉和面静脉、颞浅动脉和颞浅静脉、三叉神经的皮支及面神经的分支。三叉神经的皮支管理面部感觉；面神经的分支则支配面肌的运动。

1. 剖查表情肌 依次剖修出眼轮匝肌、额肌、口轮匝肌、颧肌、提上唇肌、笑肌、降口角肌和降下唇肌。颈阔肌后份的纤维上行越下颌体止于口角。解剖面肌时，尽可能注意保留穿面肌达浅层的血管和神经的分支。

2. 解剖腮腺浅表及其周围的结构（图 5-1）

（1）先在浅筋膜内找到由颈部上行达腮腺下端浅面的耳大神经。修洁腮腺鞘，清除鞘表面的腮腺浅淋巴结，注意不要伤及从腮腺边缘穿出的血管和神经。于颧弓下方一横指处，找出由腮腺前缘发出的腮腺管，并向前追踪到它穿入颊肌处。

（2）由上而下，逐一剖查于腮腺边缘处穿出的血管、神经。于耳屏前方、近腮腺上缘处，剖出颞浅动、静脉及其后方的耳颞神经。在颞浅血管前方寻认越颧弓上行的面神经颞支，以及越颧骨向前上行的面神经颧支。在腮腺管上、下方找出面神经的颊支及位于腮腺管上方与颊支伴行的面横动、静脉。沿下颌体下缘寻找面神经下颌缘支，以及由腮腺下端穿出走向颈阔肌深面的面神经颈支。追踪面神经的上述分支至进入面肌处，观察上述分支相互间及它们与三叉神经分支的吻合情况。

（3）寻认于腮腺下端穿出的下颌后静脉前支，并向下追踪到它与面静脉会合处。

3. 解剖面动、静脉 将笑肌和颈阔肌翻向口角，显露于咬肌前缘附近绕下颌骨下缘至面部的面动脉和面静脉，注意动脉在静脉的前方。向内上追踪面动、静脉直到内眦。切断覆盖上述血管的颧肌和提上唇肌，依次剖出面动脉的分支：下唇动脉、上唇动脉、鼻外侧动脉及其终支内眦动脉。寻认面静脉的属支面深静脉，该静脉向后与面深部的翼丛交通。

4. 剖查三叉神经的面部分支 除耳颞神经外，尚待剖查的三叉神经分支有：滑车上神经、眶上神经、眶下神经、颊神经和颏神经，这些神经均有同名血管伴行。

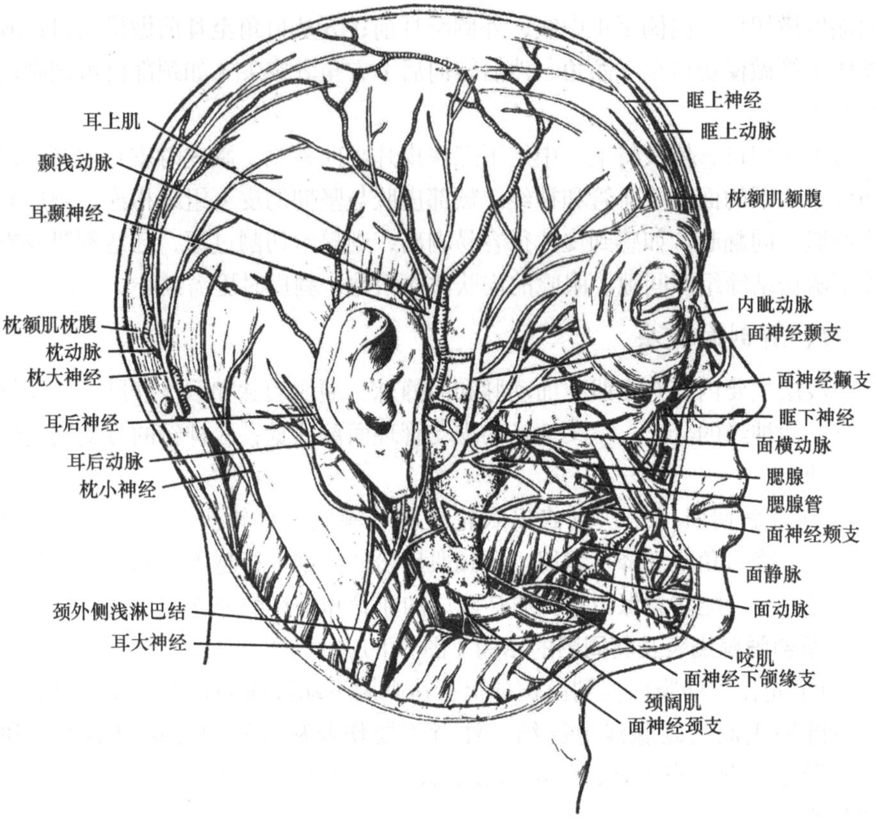
耳上肌
颞浅动脉
耳颞神经
枕额肌枕腹
枕动脉
枕大神经
耳后神经
耳后动脉
枕小神经
颈外侧浅淋巴结
耳大神经
眶上神经
眶上动脉
枕额肌额腹
内眦动脉
面神经颞支
面神经颧支
眶下神经
面横动脉
腮腺
腮腺管
面神经颊支
面静脉
面动脉
咬肌
面神经下颌缘支
颈阔肌
面神经颈支

图 5-1　面部浅层结构

（1）滑车上和眶上血管、神经在枕额肌额腹的深面向上行，末梢穿出至皮下，分布于额顶部皮肤。可在眶上缘内、中 1/3 交界处，剥开眼轮匝肌，寻找从眶上切迹（或孔）穿出的眶上血管、神经；滑车上血管、神经则位于其内侧约 1cm 处。

（2）沿眶下缘分离提上唇肌并翻向下方，从结缔组织中分离出由眶下孔穿出的眶下动脉、静脉和神经。循眶下神经分支追踪到下睑、鼻外侧面和上唇。

（3）沿下颌体下缘，在距正中线 2～3cm 处作横切口，切口深达骨膜，将降口角肌与降下唇肌向上翻起，寻找由颏孔穿出的颏血管和神经。

（4）细心除去位于咬肌前方及深面的颊脂体，追踪面神经的颊支到颊肌，试寻下颌神经的分支颊神经和与之伴行的颊动脉，清理腮腺管，然后修洁颊肌。

【注 意 事 项】

1. 注意面部皮肤很薄，切记皮肤切口要浅。

2. 翻开面部皮片时，勿伤及深侧的血管、神经。

3. 剖查面部表情肌时，勿损坏面浅部的血管、神经。

实验二　解剖面部深层

【问题·思考】

1. 腮腺咬肌区的位置、境界及主要内容。
2. 腮腺内各结构的位置关系。

【目　的】

探查腮腺咬肌区的位置、境界及主要内容。

【原　理】

以大体标本为研究对象，对腮腺咬肌区的主要结构及其位置关系结构进行剖查和验证。

【材　料】

大体标本、面部标本、面部模型、常规解剖器械等。

【方法与结果】

先解剖腮腺咬肌区的深层，然后切除颧弓，剖查颞肌和颞下颌关节。再切除大部分下颌骨，解剖面侧深区。该区以翼外肌为标志，又分为浅、深两部。先解剖浅部，去除翼外肌，再解剖深部。最后解剖下颌后窝及舌下间隙。

一、解剖穿经腮腺的血管和神经

1. 剖除腮腺鞘　注意鞘内腺表面也可有腮腺浅淋巴结。清除腺鞘与浅淋巴结时，慎勿伤及从腮腺内穿出的血管、神经。

2. 沿面神经一条分支切开其浅面的腮腺组织，向后追踪到面神经干，然后逐一剖出其他分支（图 5-2）。循面神经分支平面，切除腮腺浅部，腺内可有腮腺深淋巴结，一并清除，充分暴露腮腺丛，上、下干和面神经，追踪面神经至茎乳孔。于咬肌前缘附近逐一剪断面神经的各支，将面神经牵向外侧。将腮腺管和相连的部分腮腺翻向前方。

3. 沿颞浅动、静脉向下剥离腮腺实质，显露下颌后静脉和颈外动脉，去除腮腺全部。在下颌颈高度找出颈外动脉的另一终支上颌动脉，该动脉经下颌颈内侧至颞下窝。

4. 观察面神经跨下颌后静脉及颈外动脉的表面前行。

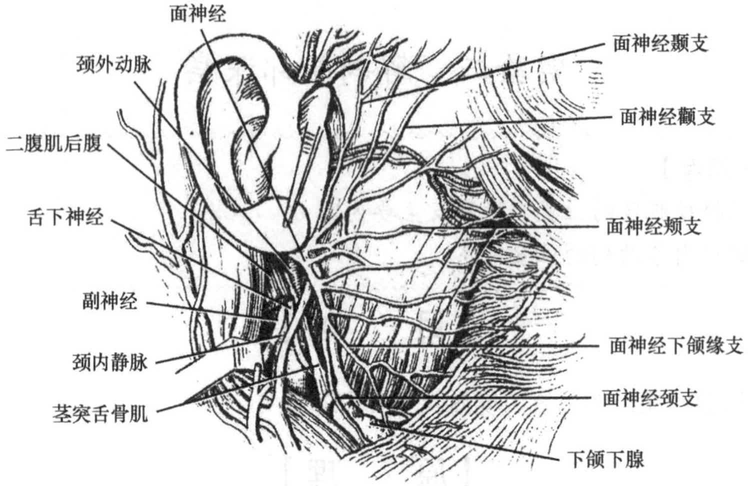
面神经
颈外动脉
二腹肌后腹
舌下神经
副神经
颈内静脉
茎突舌骨肌
面神经颞支
面神经颧支
面神经颊支
面神经下颌缘支
面神经颈支
下颌下腺

图 5-2　腮腺丛

二、解剖咬肌

1. 清除咬肌筋膜，查看咬肌的纤维方向，它起自颧弓下缘，止于下颌支和咬肌粗隆。

2. 沿颧弓上缘切开颞筋膜，注意其下端分为两层，分别附着于颧弓的内、外面。

3. 于咬肌起点的前、后缘锯断颧弓（图 5-3），将锯下的骨段连同咬肌牵向外侧，打开咬肌间隙，找到穿出下颌切迹入咬肌深面的咬肌血管、神经，观察后切断。剥离咬肌附着于下颌支上的止点，把咬肌翻向下颌角。

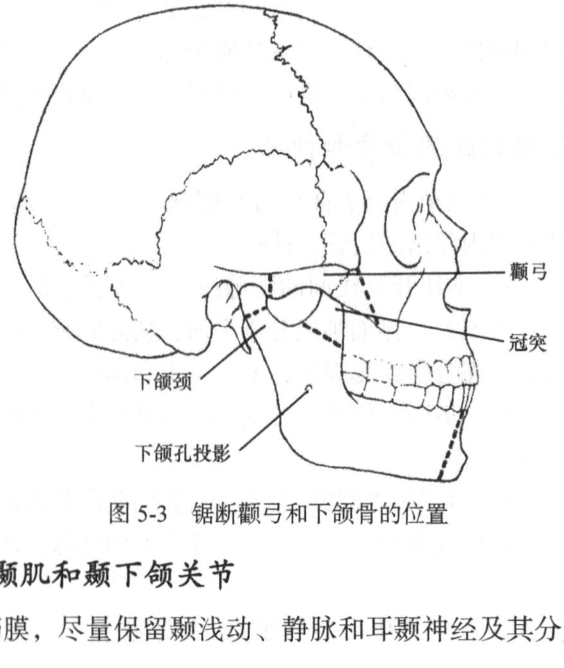
颧弓
冠突
下颌颈
下颌孔投影

图 5-3　锯断颧弓和下颌骨的位置

三、解剖颞肌和颞下颌关节

1. 修洁颞筋膜，尽量保留颞浅动、静脉和耳颞神经及其分支，沿上颞线切开颞筋膜，由前向后翻起筋膜，充分暴露颞肌。该肌起自颞窝及颞筋膜的深面，纤维向下会聚，移行为腱，经颧弓深面，止于下颌骨的冠突。

2. 将刀柄经下颌切迹向前下方伸入冠突深面，以保护深部的结构，斜行锯断冠突，用咬骨钳修平骨断面，以防不慎刺伤手指。将冠突连着的颞肌止端向上翻起，钝性剥离起自颞窝的颞肌纤维，找出经颞肌深面、贴颅骨表面上行的颞深血管及神经，然后切去颞肌的下部和与之相连的下颌骨冠突。

3. 修洁颞下颌关节囊外侧的增厚部颞下颌韧带。切除关节囊的外侧壁，显示关节盘及上、下两个关节腔。观察颞下颌关节的组成。

【注 意 事 项】

1. 在清理腮腺丛时，应认真、仔细、耐心，勿损坏血管及神经。

2. 注意观察腮腺内各结构的位置关系。

实验三 解剖下颌支深区

【问题·思考】

1. 下颌支深区的位置、境界及主要内容。
2. 舌下间隙、颞下间隙的位置和主要内容。

【目 的】

探查下颌支深区及下颌后窝的主要结构及各结构的位置关系。

【原 理】

以大体标本为研究对象，对下颌支深区及下颌后窝的主要结构及各结构的位置关系进行剖查和验证。

【材 料】

大体标本、面部标本、面部模型、常规解剖器械等。

【方法与结果】

一、去除大部分下颌骨，显露下颌支深区（颞下窝）及舌下区

1. 将刀柄由后方插入下颌支深面，使其与深面的软组织分离。紧靠颞下颌关节下方锯断下颌颈。

2. 于正中线旁约 1cm 处锯断下颌体，保留二腹肌前腹、颏舌骨肌和颏舌肌的附着点。

3. 切断翼内肌在下颌角内面的止点。紧靠下颌孔剪断下牙槽血管、神经。沿下颌体下缘切断面动、静脉及下颌舌骨肌。

4. 经口腔前庭，切断唇、颊与下颌体的联系。紧贴下颌体内面切开固有口腔底的黏膜，用刀柄分离下颌体与口底结构间的联系，然后除去已游离的一段下颌骨。

二、解剖下颌支深区浅部

1. 细心清除翼内、外肌表面的结缔组织，查看翼丛及其属支。翼丛向后汇集成的短干即上颌静脉，经下颌颈内侧走向下颌后窝。观察后，将翼丛及其属支逐一清除，但注意保全动脉（图 5-4）。

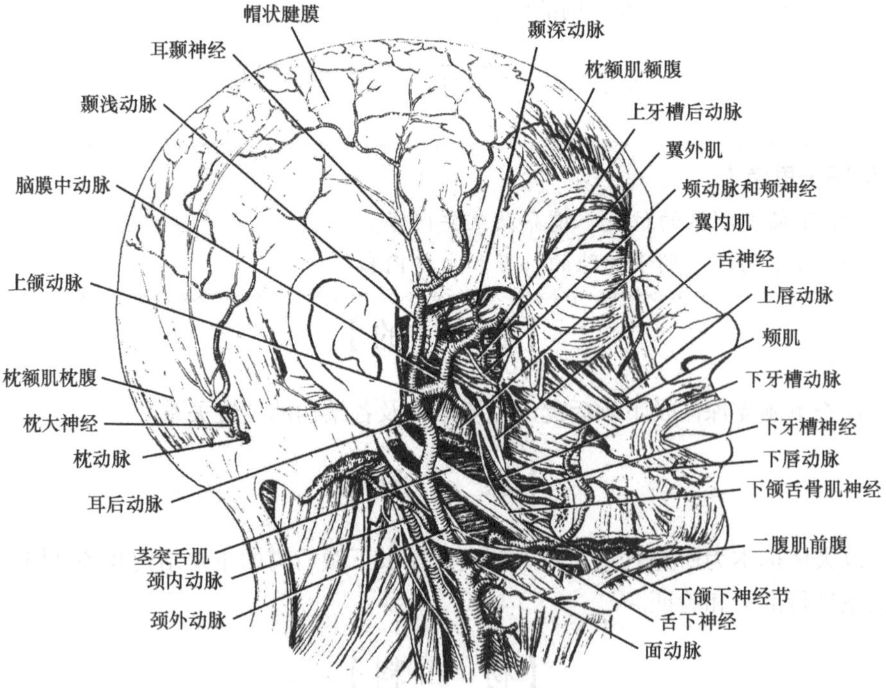
帽状腱膜
耳颞神经
颞浅动脉
脑膜中动脉
上颌动脉
枕额肌枕腹
枕大神经
枕动脉
耳后动脉
茎突舌肌
颈内动脉
颈外动脉
颞深动脉
枕额肌额腹
上牙槽后动脉
翼外肌
颊动脉和颊神经
翼内肌
舌神经
上唇动脉
颊肌
下牙槽动脉
下牙槽神经
下唇动脉
下颌舌骨肌神经
二腹肌前腹
下颌下神经节
舌下神经
面动脉

图 5-4 下颌支深区浅层结构

2. 上颌动脉第 1 段行于下颌颈内侧；第 2 段通常行经翼外肌的浅面（约占 2/3），有时通过翼外肌下头的深面（约占 1/3）；第 3 段进入翼腭窝。追踪上颌动脉，辨认它的分支，此时可先寻认下牙槽动脉（已切断）、颞深动脉和颊动脉，三者均有神经伴行。

3. 寻认由翼外肌上缘穿出的咬肌神经（已切断）、由翼外肌两头间穿出的颊神经和出现于翼外肌下缘的下牙槽神经（已切断）及其前方的舌神经。

4. 清理翼内、外肌。翼内肌起于蝶骨翼突窝，止于下颌支内面；翼外肌上头起于蝶骨大翼下面，下头起于翼突外面，止于下颌颈及颞下颌关节囊。

三、解剖下颌支深区深部

1. 为了充分显露深部的血管、神经，需去除翼外肌，先用刀柄将其上头的起点自骨面分离，再将刀柄伸入翼内肌与翼外肌之间，分离两肌，继续向前剥离翼外肌下头在翼突外侧面的起点。然后，紧靠下颌颈和颞下颌关节的前缘切断翼外肌的止点。最后，注意不要损坏血管、神经，将翼外肌零星切除（图 5-5）。

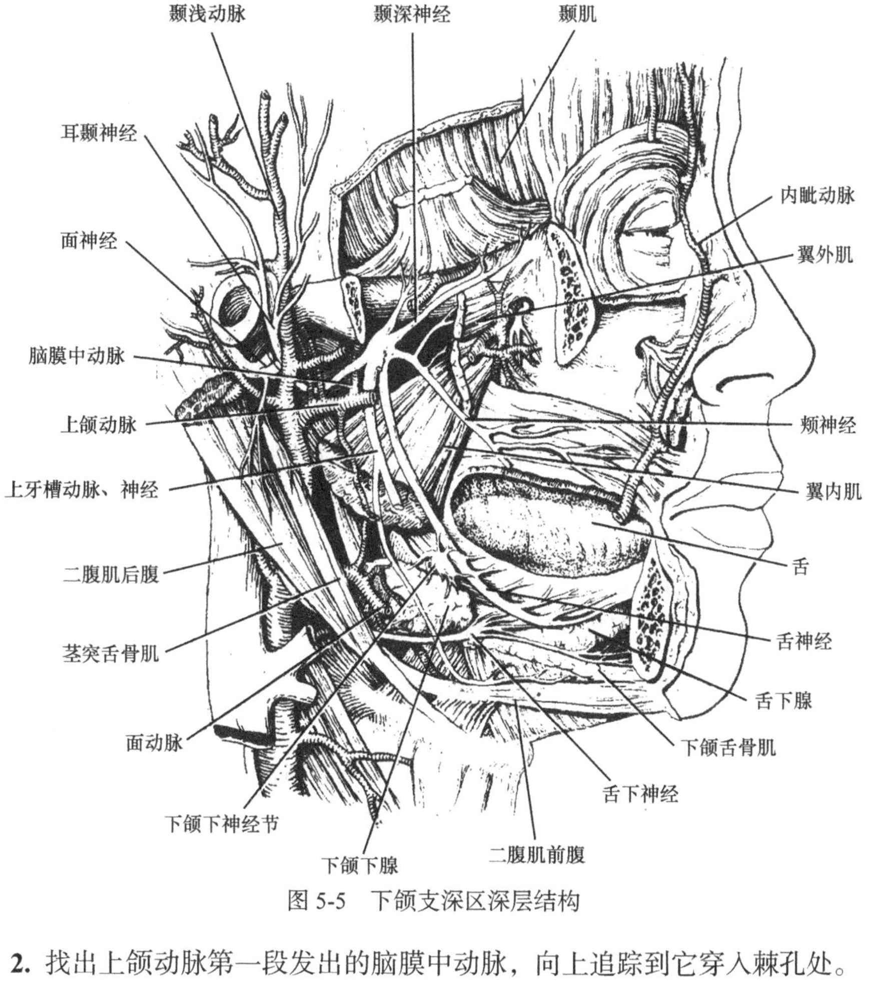
颞浅动脉
颞深神经
颞肌
耳颞神经
面神经
内眦动脉
翼外肌
脑膜中动脉
上颌动脉
颊神经
上牙槽动脉、神经
翼内肌
二腹肌后腹
舌
茎突舌骨肌
舌神经
舌下腺
面动脉
下颌舌骨肌
舌下神经
下颌下神经节
下颌下腺
二腹肌前腹

图 5-5 下颌支深区深层结构

2. 找出上颌动脉第一段发出的脑膜中动脉，向上追踪到它穿入棘孔处。

3. 清理下颌神经及其分支，循下牙槽神经和舌神经向上追踪到下颌神经出卵圆孔处。辨认下颌神经的另外两个感觉支，颊神经和耳颞神经。查看耳颞神经的两个根夹持着脑膜中动脉，继而合成一干，向后经过髁突的内侧至下颌后窝，穿腮腺上行至颞部。

4. 在舌神经的后缘寻认鼓索，鼓索为面神经管内段的重要分支，经岩鼓裂出颅至颞下窝，从后方加入舌神经。

5. 在近翼腭窝处，于上颌结节表面，寻认穿入牙槽孔的上牙槽后神经和动脉。动脉来自上颌动脉，神经发自行经翼腭窝的上颌神经。

四、解剖下颌后窝

1. 清理面神经，试寻认由面神经发出至二腹肌后腹和茎突舌骨肌的肌支。

2. 复查下颌后静脉，它由颞浅静脉、上颌静脉汇合而成，向下分为两支，分别注入面静脉和颈外静脉。

3. 清理颈外动脉和它的两个终支，颞浅动脉和上颌动脉，修洁二腹肌后腹，寻找颈外动脉的另外两个分支，枕动脉沿二腹肌后腹下缘向后上至乳突深部，耳后动脉则沿后腹上缘至乳突浅面。

4. 追查耳颞神经，耳颞神经从颞下窝经髁突后方达下颌后窝，继而转折向上与颞浅动脉伴行，经动脉深面至其后方。

5. 在下颌后窝的深部触摸茎突，清理由茎突起始的三块肌肉，茎突舌骨肌、茎突舌肌和茎突咽肌。在茎突咽肌的后缘可找到舌咽神经。

五、解剖舌下间隙

舌下间隙位于口腔底黏膜与下颌舌骨肌之间，该间隙内含有下颌下腺的深部、舌下腺、舌神经、下颌下神经节、舌下神经和舌动脉。

1. 清理舌神经，并找出位于舌神经下方与下颌下腺之间的下颌下神经节。

2. 剖出发自下颌下腺前端的下颌下腺管，该管行于舌骨舌肌浅面，与舌神经交叉，经舌下腺内侧，与舌下腺大管合并开口于舌下阜。

3. 在二腹肌中间腱上方，清理出位于舌骨舌肌浅面的舌下神经。

4. 在舌骨大角的上方找到舌动脉，可见它进入舌骨舌肌的深面。

【注 意 事 项】

1. 去除下颌骨一侧时，应注意安全，避免锯条断裂，损伤自己及他人。

2. 去除下颌骨一侧时，应切断下颌骨内面。

3. 去除翼静脉丛时，注意保留动脉。

实验四　解剖颅顶软组织

【问题·思考】

1. 额顶枕区的境界和层次有哪些？
2. 颞区的境界和层次有哪些？

【目 的】

探查额顶枕区及颞区的境界和层次。

【原 理】

以大体标本为研究对象，对额顶枕区及颞区的境界和层次与主要结构进行剖查和验证。

【材 料】

大体标本、面部标本、面部模型、常规解剖器械等。

【方法与结果】

一、尸位

尸体仰卧，垫高肩部，使头后仰。根据解剖部位不同再做临时调整。

二、摸认体表标志

摸认乳突、枕外隆凸和上项线。对照颅骨观察翼点所在位置及颅骨内面的脑膜中动脉沟，复习脑膜中动脉的体表投影。

三、切皮、翻皮片

向后延长颅顶正中切口达枕外隆凸。额顶部皮肤前已掀起，现将顶枕部皮片自中线剥离翻向耳根。颅顶部皮肤与帽状腱膜由许多结缔组织小梁紧密连接，不易剥离，翻皮片时注意勿将腱膜一并掀起。

四、解剖额顶枕区

额区和颞区的血管、神经在解剖面部时已经剖出；枕部的血管、神经在项背部操作时也已剖出。清理并追踪上述血管、神经，了解额顶枕区的血供及神经分布。然后，探查腱膜下间隙和骨膜下间隙。

1. 解剖额区 进一步修洁枕额肌额腹，清除浅筋膜，显露帽状腱膜的前缘。清理已经剖出的滑车上和眶上血管、神经，顺枕额肌额腹纤维方向分开肌束，向上追踪血管及神经的分支。

2. 解剖颞区 清理颞浅动、静脉和耳颞神经，可见它们的分支（属支）上行达颅顶前外侧部。

3. 解剖耳后区 剖查耳后动、静脉和沿胸锁乳突肌后缘上升的枕小神经，向上追踪它们的分支至顶后外侧部。

4. 解剖枕区 翻转尸体，在枕外隆凸外侧 2～3cm 处，可找到穿斜方肌上端浅出的枕动脉和枕大神经，追踪至颅顶，然后修洁枕额肌枕腹及与其相连的帽状腱膜。

5. 剖查腱膜下隙和颅骨外膜　沿正中切口和冠状切口切透帽状腱膜，将刀柄伸入腱膜与颅骨外膜之间，探查腱膜下间隙。然后剥离腱膜，并向周围翻开。再切开颅骨外膜，将刀柄伸入骨膜下，做钝性分离，可探知骨膜下间隙乃局限于相应颅骨的范围之内，而颅骨外膜与骨缝则紧密相连。去除颅骨外膜，观察冠状缝、矢状缝、人字缝、前囟点和人字点的位置。

【注 意 事 项】

1. 注意在颞区定出翼点的位置。

2. 切皮、翻皮片时可一次切开，注意浅筋膜的特点。

3. 思考浅筋膜内、帽状腱膜下及颅骨骨膜下出血或感染的特点及临床意义。

实验五　打开颅腔并解剖脑及其保护和营养装置

【问题·思考】

1. 脑的被膜及形成的主要结构包括什么？
2. 脑的血管有哪些？
3. 脑的分部及各部的主要形态、结构。

【目　　的】

探查脑的被膜、脑的分部及各部的主要形态、结构。

【原　　理】

以大体标本为研究对象，对脑的被膜、脑的分部及各部的主要形态、结构进行剖查和验证。

【材　　料】

大体标本、脑颅标本、脑颅模型、常规解剖器械等。

【方法与结果】

打开颅盖，原位观察脑及其被膜，进而切断大脑镰及小脑幕，游离大脑半球及小脑。逐一切断各对脑神经、漏斗柄、颈内动脉、椎动脉和脊髓，将整个脑自颅腔内取出。然后解剖脑及其保护和营养装置、垂体、颈内动脉、颅底的静脉窦等，并查看各对脑神经的连脑部位和穿颅部位。

一、开颅取脑

1. 锯除颅盖

（1）从颞窝骨面上切断颞肌起点，除去颞肌。

（2）通过眶上缘上方与枕外隆凸上方各 1cm 处的平面，用刀做环形线，沿此线切开骨膜，向上下稍剥离，并用铅笔做标记。依此线逐段锯透颅骨外板、板障和部分内板，深浅以勿伤及脑表面为度。再用凿子凿透尚未锯断的内板，使颅盖与颅底完全分离，将凿子向上插入锯口，紧贴颅盖内面推开硬脑膜，然后将颅盖撬除。

2. 打开硬脑膜

（1）在上矢状窦两侧约 0.5cm 处剪开硬脑膜。为防止伤及深面的脑组织，先用镊子夹起少许硬脑膜，在夹起的皱襞上剪一小口，紧贴硬脑膜内面伸入剪刀，向前后延长切口。再于上述切口中点处，向两侧冠状剪开。将四片硬脑膜翻向下方，遮盖颅骨锯缘。

（2）观察蛛网膜。透过蛛网膜和蛛网膜下腔，可见随软脑膜分布的脑表面血管。查看来自两侧大脑半球内侧面和背外侧面而注入上矢状窦的大脑上静脉。

（3）切断由两侧注入上矢状窦的大脑上静脉，用手指向两侧分开大脑半球，显示大脑镰。于鸡冠处剪断大脑镰，并将它从大脑纵裂内抽出，牵向后上方。探查位于大脑纵裂深处的胼胝体及其后方的大脑大静脉。

（4）托起枕叶，沿直窦两侧切断小脑幕，注意勿伤及幕下的小脑，再向两侧延伸，沿横窦沟切断小脑幕的附着缘（或切透横窦的上、下壁）。剪断注入直窦前端的大脑大静脉，然后将大脑镰连同直窦一起拉向枕后，此时，仅小脑幕的前外侧部尚连着颞骨岩部的上缘（图 5-6）。

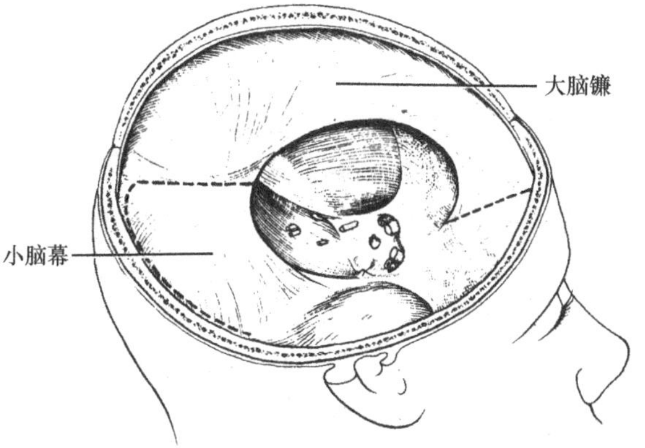
大脑镰
小脑幕

图 5-6　切断大脑镰和小脑幕的部位

3. 取脑　将尸体上移，使其头部移出解剖台边缘，自然后垂。由助手托住大脑。

（1）将手指插入额叶与颅前窝之间，轻轻地使额叶与颅前窝分开，用力不宜过猛，以免拉断嗅球和嗅束。当看清嗅球与嗅束后，紧贴嗅球下面切断嗅丝，将两侧嗅球自筛板分离。将额叶继续从颅底牵开，看清视交叉及其后方的漏斗，用刀深入颅底，紧靠视神经管切断视神经，然后再切断漏斗柄和两侧的颈内动脉。在漏斗的后方可见鞍背及其向两侧突起的后床突，切断位于后床突外侧的动眼神经。翻起小脑幕游离缘，切断纤细的滑车神经及其后方的三叉神经。

（2）在颅后窝内于斜坡两侧部切断展神经；紧靠颞骨岩部的后面切断面神经和前庭蜗神经；于延髓的两侧切断向颈静脉孔会聚的舌咽神经、迷走神经和副神经；在延髓的前方切断舌下神经。

（3）将脑桥压向后方，辨认位于脑桥腹侧面上的基底动脉，它向下续于成对的椎动脉，用刀伸向椎管，于枕骨大孔水平切断脊髓和左、右椎动脉。

（4）由于小脑幕的中间部和后方的附着缘均已切断，小脑失去约束而逐渐离开颅后窝，待小脑幕从枕叶与小脑间抽出后，整个脑即可自颅腔内取出。

二、观察硬脑膜各部

1. 查看脑膜中动脉的入颅部位，分叉高度，前、后支的行径及体表投影。

2. 观察大脑镰、小脑幕、小脑镰、鞍膈的位置和附着部位。验证小脑幕切迹与大脑半球颞叶及脑干的关系。

3. 纵行剖开上矢状窦的全长，查看位于该窦与外侧隐窝内的蛛网膜粒。在大脑镰的下缘找到下矢状窦，沿大脑镰与小脑幕相连部切开直窦，直达窦汇。由窦汇向两侧，切开横窦（或已切开），再经乙状窦达颈静脉孔。剪去颅骨锯缘以上的硬脑膜，以及大脑镰和小脑幕。

4. 剖开行经颞骨岩部上缘的岩上窦及行于颞骨岩部与枕骨基底部之间的岩下窦，验证上述两窦前、后端的交通关系。

三、查看脑神经的连脑部位

十二对脑神经除了嗅神经连接端脑的嗅球、视神经连接间脑的外侧膝状体外，其余十对脑神经皆与脑干相连（图 5-7）。依次查看其连脑部位：动眼神经在脚间窝；滑车神经在下丘下（其为唯一从脑干背侧穿出的脑神经）；三叉神经在脑桥和小脑中脚移行处；展神经、面神经和前庭蜗神经在延髓脑桥沟；舌咽神经、迷走神经和副神经在橄榄后沟；舌下神经在前外侧沟。

四、观察脑的位置、组成、形态和结构

脑位于颅腔内，与椎管内的脊髓在枕骨大孔处相延续。脑可分为端脑、间脑、中脑、脑桥、延髓和小脑 6 个部分，通常将中脑、脑桥和延髓合称为脑

干。沿大脑纵裂作脑的正中矢状切面，再次观察脑的组成及各部之间的位置关系（图 5-8、图 5-15）。

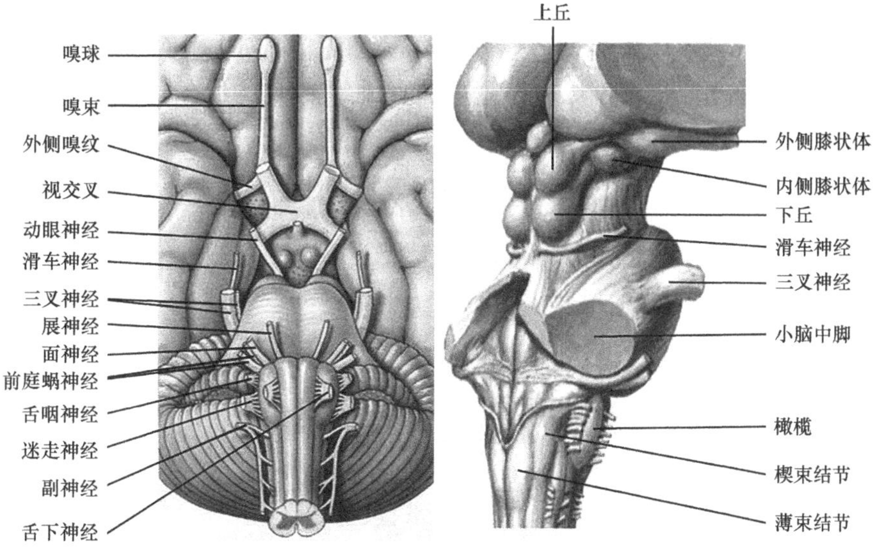
嗅球
嗅束
外侧嗅纹
视交叉
动眼神经
滑车神经
三叉神经
展神经
面神经
前庭蜗神经
舌咽神经
迷走神经
副神经
舌下神经
上丘
外侧膝状体
内侧膝状体
下丘
滑车神经
三叉神经
小脑中脚
橄榄
楔束结节
薄束结节

图 5-7 脑神经的连脑部位

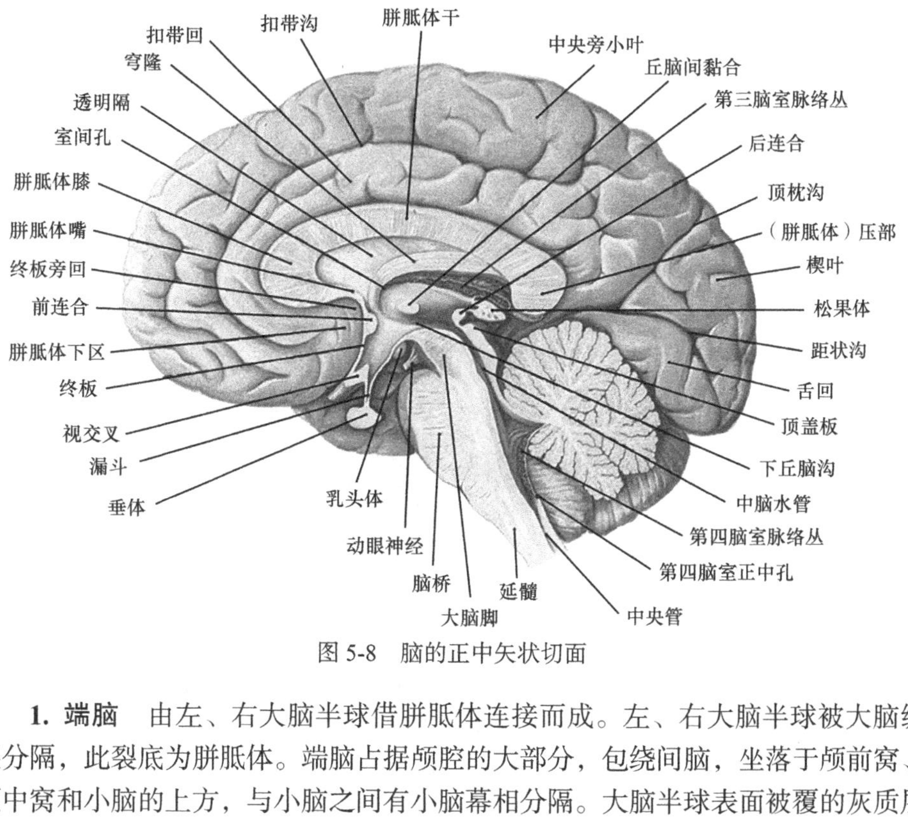
扣带回
穹隆
透明隔
室间孔
胼胝体膝
胼胝体嘴
终板旁回
前连合
胼胝体下区
终板
视交叉
漏斗
垂体
扣带沟
胼胝体干
中央旁小叶
丘脑间黏合
第三脑室脉络丛
后连合
顶枕沟
（胼胝体）压部
楔叶
松果体
距状沟
舌回
顶盖板
下丘脑沟
中脑水管
第四脑室脉络丛
第四脑室正中孔
中央管
乳头体
动眼神经
脑桥
大脑脚
延髓

图 5-8 脑的正中矢状切面

1. 端脑 由左、右大脑半球借胼胝体连接而成。左、右大脑半球被大脑纵裂分隔，此裂底为胼胝体。端脑占据颅腔的大部分，包绕间脑，坐落于颅前窝、颅中窝和小脑的上方，与小脑之间有小脑幕相分隔。大脑半球表面被覆的灰质层称大脑皮质，深部是大脑髓质，髓质内包埋的灰质核团称基底核，大脑半球内的室腔是侧脑室（图 5-8、图 5-12、图 5-13、图 5-14、图 5-20）。

大脑半球被 3 条沟即中央沟、外侧沟和顶枕沟分为 5 个叶，即额叶、顶叶、枕叶、颞叶和岛叶。大脑半球有上外侧面、内侧面和下面 3 个面，结合系统解剖学的相关知识在每个面上辨认一些重要的沟、回和重要的形态、结构（图 5-9～图 5-11）。

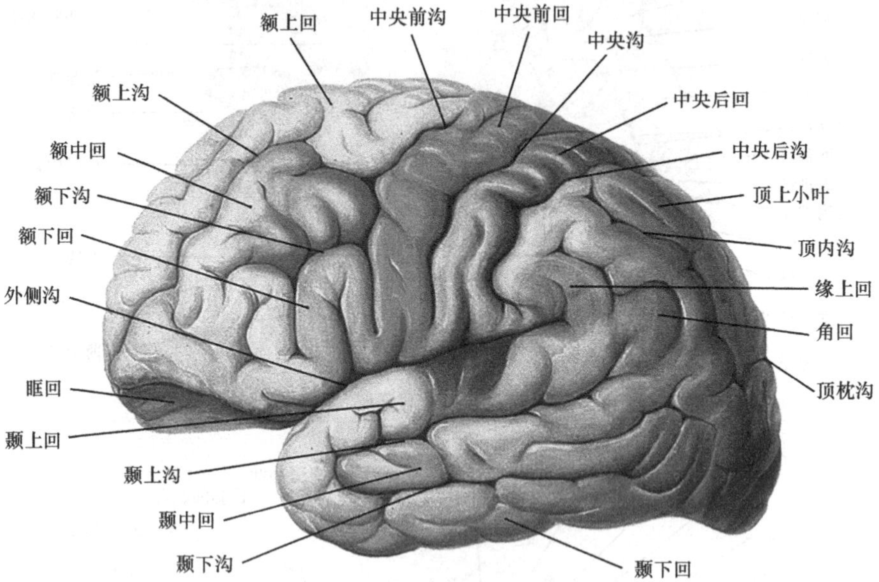
额上回
中央前沟
中央前回
中央沟
额上沟
中央后回
额中回
中央后沟
额下沟
顶上小叶
额下回
顶内沟
外侧沟
缘上回
角回
顶枕沟
眶回
颞上回
颞上沟
颞中回
颞下沟
颞下回

图 5-9 大脑半球的上外侧面

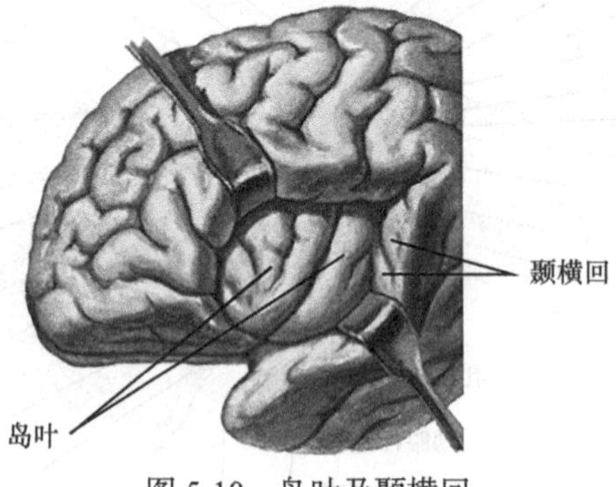
颞横回
岛叶

图 5-10 岛叶及颞横回

2. 小脑 位于颅后窝，在大脑的后下、脑干的背侧。小脑借上、中、下 3 对脚与脑干相连。小脑中间缩窄的部分称为小脑蚓，两侧的膨隆为小脑半球。小脑半球下面的前内侧部的膨隆称为小脑扁桃体，其前方毗邻延髓，下方是枕骨大孔，当颅内压增高时，小脑可嵌入枕骨大孔压迫延髓，危及生命，此即小脑扁桃体疝（图 5-7、图 5-8、图 5-15、图 5-20）。

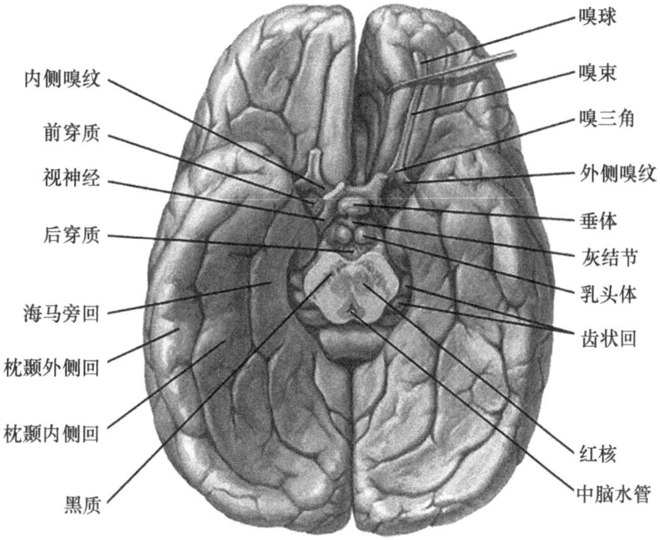
嗅球
内侧嗅纹
嗅束
嗅三角
前穿质
外侧嗅纹
视神经
垂体
后穿质
灰结节
乳头体
海马旁回
齿状回
枕颞外侧回
枕颞内侧回
红核
黑质
中脑水管

图 5-11　端脑底面的形态、结构

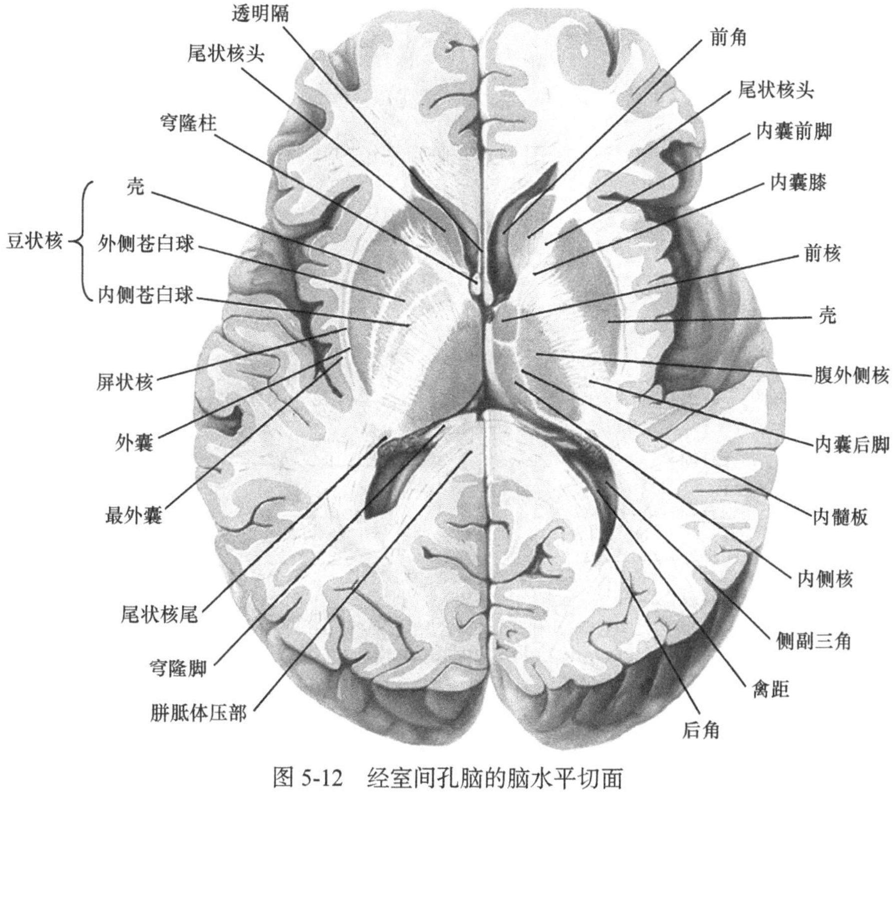
透明隔
尾状核头
前角
尾状核头
穹隆柱
内囊前脚
内囊膝
壳
豆状核
外侧苍白球
内侧苍白球
前核
壳
屏状核
腹外侧核
外囊
内囊后脚
最外囊
内髓板
内侧核
尾状核尾
侧副三角
穹隆脚
禽距
胼胝体压部
后角

图 5-12　经室间孔脑的脑水平切面

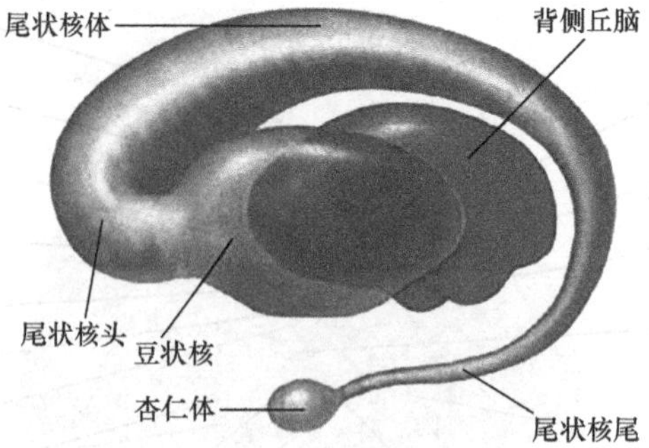
尾状核体
背侧丘脑
尾状核头
豆状核
杏仁体
尾状核尾

图 5-13 基底核

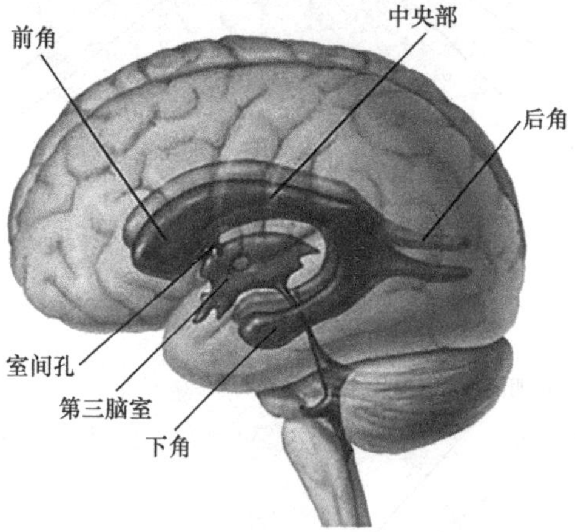
前角
中央部
后角
室间孔
第三脑室
下角

图 5-14 脑室系统

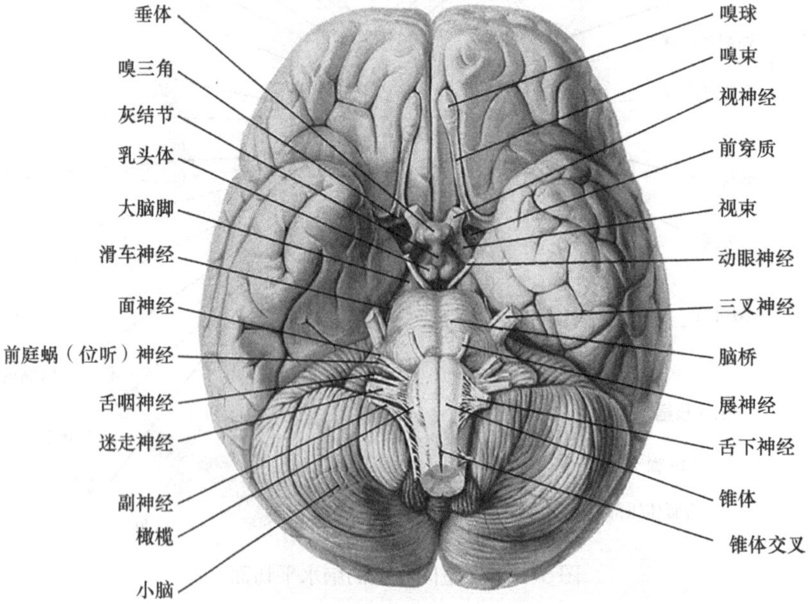
垂体
嗅三角
灰结节
乳头体
大脑脚
滑车神经
面神经
前庭蜗（位听）神经
舌咽神经
迷走神经
副神经
橄榄
小脑
嗅球
嗅束
视神经
前穿质
视束
动眼神经
三叉神经
脑桥
展神经
舌下神经
锥体
锥体交叉

图 5-15 脑底面的形态、结构

小脑表面的薄层灰质称为小脑皮质，内部的大量白质纤维称为小脑髓体。在小脑髓体的深部藏有 4 对灰质核团，即小脑核，从内侧向外侧依次为顶核、球状核、栓状核和齿状核，其中齿状核最大（图 5-16）。

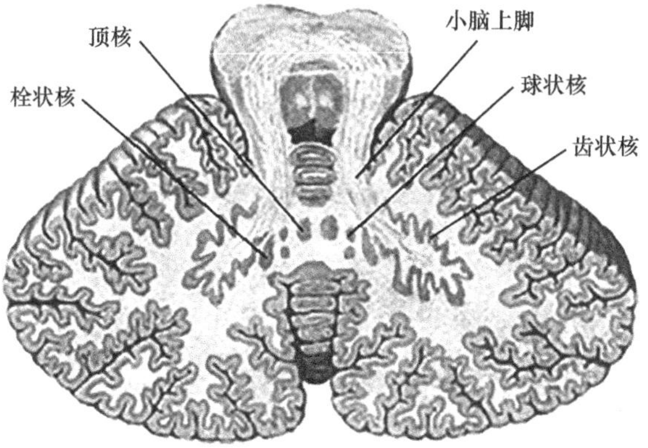
顶核
小脑上脚
栓状核
球状核
齿状核

图 5-16 小脑核

3. 间脑 上入端脑，下接中脑，大部分被大脑半球掩盖，外侧面与半球愈着，只有腹侧面的部分露出脑底，位于蝶鞍的上面。根据其位置和功能将间脑分为背侧丘脑、下丘脑、上丘脑、后丘脑和底丘脑五个部分，两侧背侧丘脑之间有丘脑间粘合相连。两侧间脑之间的矢状位裂隙为第三脑室，经室间孔通侧脑室，经中脑水管通第四脑室（图 5-8、图 5-14、图 5-17、图 5-19）。

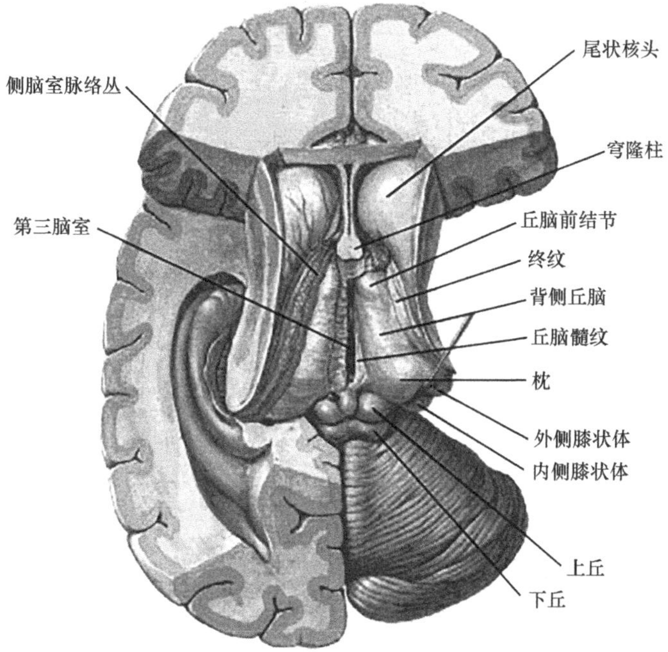
尾状核头
侧脑室脉络丛
穹隆柱
第三脑室
丘脑前结节
终纹
背侧丘脑
丘脑髓纹
枕
外侧膝状体
内侧膝状体
上丘
下丘

图 5-17 背侧丘脑、上丘脑和后丘脑

4. 脑干　位于鞍背和斜坡的后上方。上接间脑，下在枕骨大孔处移行为脊髓，背侧连接小脑。脑干由中脑、脑桥和延髓三部分组成。脑干内有充满脑脊液的室管系统，在延髓下段内的是中央管，在延髓上段和脑桥背侧与小脑之间的是第四脑室，在中脑内的是中脑水管，其交通第三脑室和第四脑室（图 5-8、图 5-18、图 5-19）。

脑干的各个部分的形态和结构详见系统解剖学的相关知识。

【注 意 事 项】

1. 锯除颅盖时，位置不宜过于靠上或靠下，避免取颅盖或取脑时造成困难。

2. 锯除颅盖时，不宜过深，以不损伤脑膜和脑为度。

3. 锯除颅盖时，避免锐利的骨缘刺伤手指。

4. 切断小脑幕时，注意不要损伤小脑幕下面的小脑。

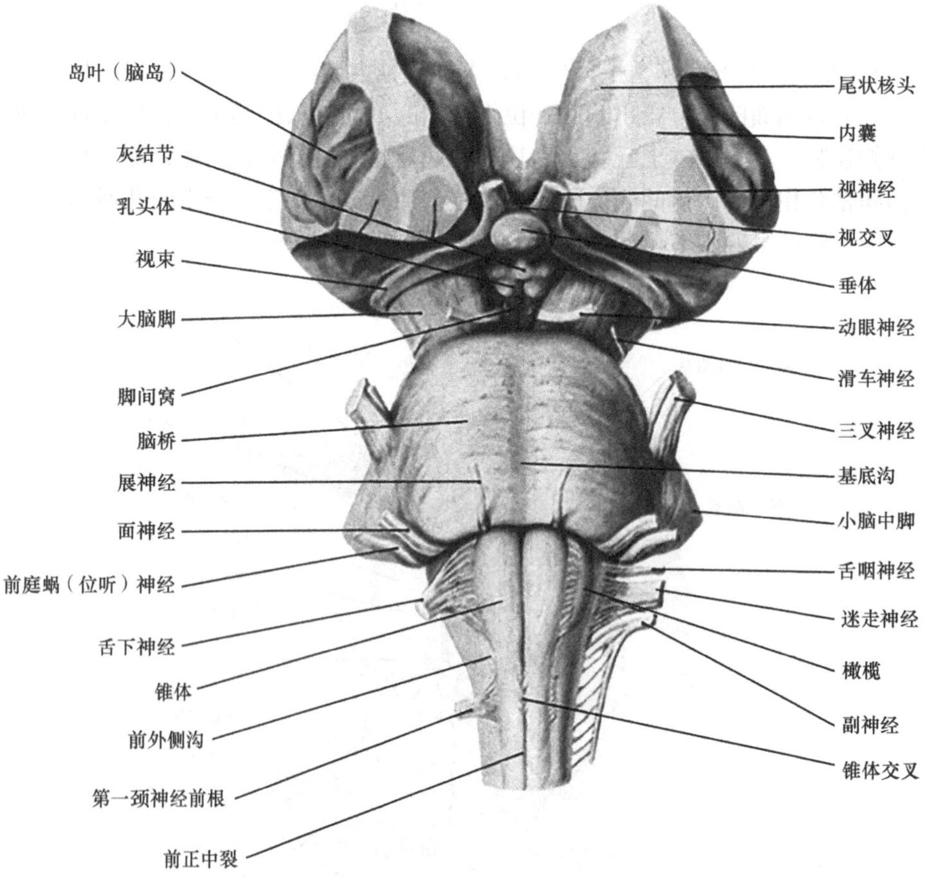

岛叶（脑岛）
灰结节
乳头体
视束
大脑脚
脚间窝
脑桥
展神经
面神经
前庭蜗（位听）神经
舌下神经
锥体
前外侧沟
第一颈神经前根
前正中裂
尾状核头
内囊
视神经
视交叉
垂体
动眼神经
滑车神经
三叉神经
基底沟
小脑中脚
舌咽神经
迷走神经
橄榄
副神经
锥体交叉

图 5-18　脑干腹侧面

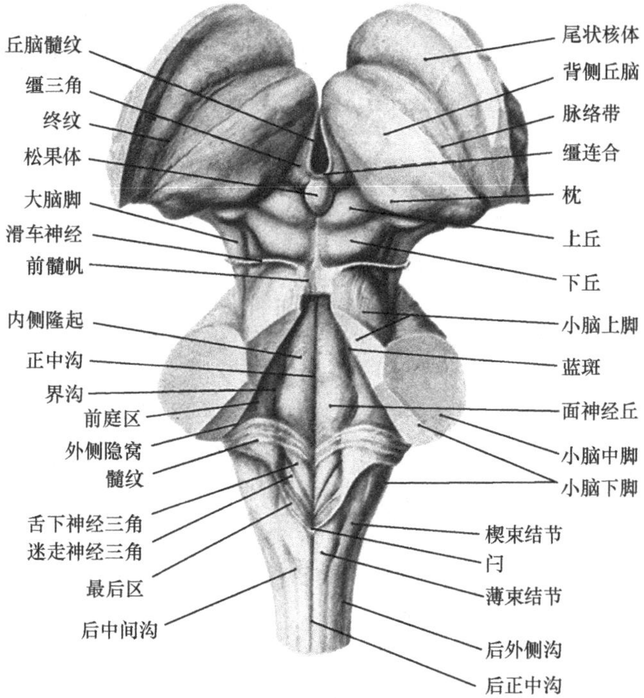
丘脑髓纹
缰三角
终纹
松果体
大脑脚
滑车神经
前髓帆
内侧隆起
正中沟
界沟
前庭区
外侧隐窝
髓纹
舌下神经三角
迷走神经三角
最后区
后中间沟
尾状核体
背侧丘脑
脉络带
缰连合
枕
上丘
下丘
小脑上脚
蓝斑
面神经丘
小脑中脚
小脑下脚
楔束结节
闩
薄束结节
后外侧沟
后正中沟

图 5-19　脑干背侧面

实验六　观察并解剖颅底内面

【问题·思考】

颅底内面的主要形态、结构。

【目　　的】

探查颅底内面的主要形态、结构。

【原　　理】

以大体标本为研究对象，对颅底内面的主要形态、结构进行剖查和验证。

【材　　料】

大体标本、脑颅标本、脑颅模型、常规解剖器械等。

【方法与结果】

一、颅前窝

颅前窝容纳大脑半球的额叶，中部凹陷，由筛骨筛板构成鼻腔顶，前外侧部形成眶的顶部。颅前窝骨折累及筛板时，常伴有脑膜和鼻腔顶部黏膜撕裂，引起鼻出血和脑脊液外漏，并伤及嗅神经导致嗅觉障碍；骨折累及额骨眶板时，可见结膜下出血的典型症状（图 5-15、图 5-20）。

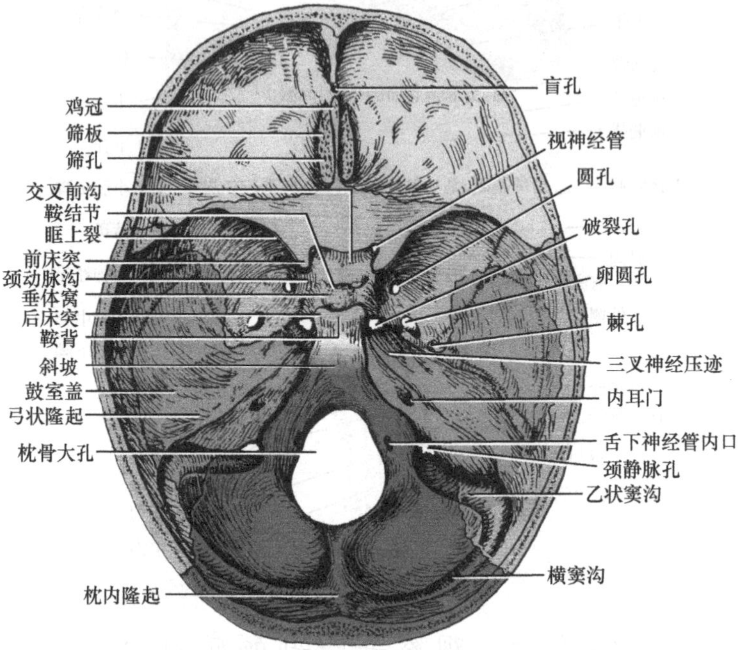
鸡冠
筛板
筛孔
交叉前沟
鞍结节
眶上裂
前床突
颈动脉沟
垂体窝
后床突
鞍背
斜坡
鼓室盖
弓状隆起
枕骨大孔
枕内隆起
盲孔
视神经管
圆孔
破裂孔
卵圆孔
棘孔
三叉神经压迹
内耳门
舌下神经管内口
颈静脉孔
乙状窦沟
横窦沟

图 5-20　颅底内面

二、颅中窝

颅中窝呈蝶形，可区分为较小的中央部即蝶鞍区和两个较大而凹陷的外侧部。

1. 蝶鞍区　位于蝶骨体上面，颅中窝中央部及其周围。该区主要的结构有垂体、垂体窝和两侧的海绵窦等（图 5-8、图 5-20、图 5-21）。

（1）垂体与垂体窝：垂体位于蝶鞍中央的垂体窝内，借漏斗穿过鞍膈与第三脑室底的灰结节相连。垂体肿瘤可突入第三脑室，使脑脊液循环发生障碍，引起颅内压增高。

据统计，垂体的前后径约为 0.8cm，垂直径约为 0.6cm；蝶鞍的前后径平均为 1.19cm，横径平均为 1.4cm，深度平均为 0.7cm。垂体肿瘤患者的 X 线片上，常可见蝶鞍扩大与变形，这对诊断垂体病变有重要的参考价值。

垂体的血液来自颈内动脉和大脑前动脉等发出的细小分支。垂体门脉系统将下丘脑产生的垂体释放和抑制激素输送到垂体前叶，以控制垂体激素的分泌。垂体的静脉血液注入海绵窦。

垂体窝的顶，为硬脑膜形成的鞍膈，鞍膈的前上方有视交叉和经视神经管入颅的视神经。垂体前叶的肿瘤可将鞍膈的前部推向上方，压迫视交叉，出现视野缺损。

垂体窝的底，仅隔一薄层骨壁与蝶窦相邻。垂体病变可使垂体窝的深度增加，甚至侵及蝶窦。

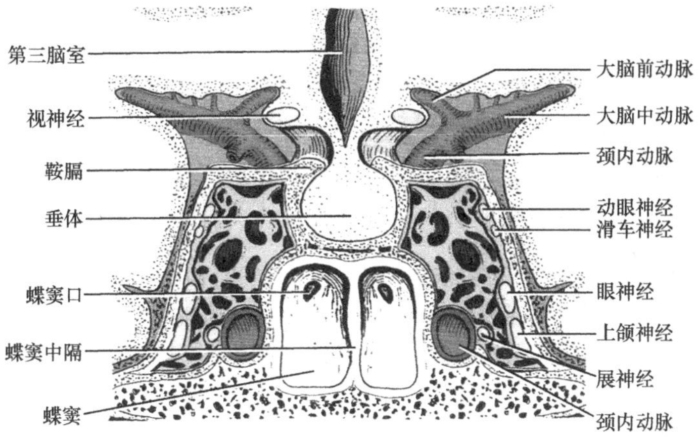
第三脑室
视神经
鞍膈
垂体
蝶窦口
蝶窦中隔
蝶窦
大脑前动脉
大脑中动脉
颈内动脉
动眼神经
滑车神经
眼神经
上颌神经
展神经
颈内动脉
图 5-21 海绵窦及其内容

垂体窝的前方为鞍结节，后方为鞍背，发生垂体肿瘤时，两处的骨质可因受压而变薄，甚至出现骨质破坏现象。

垂体窝的两侧为海绵窦，垂体肿瘤向两侧扩展可压迫海绵窦，出现海绵窦淤血及脑神经受损的症状。在垂体肿瘤切除术中，要注意避免损伤视神经及视交叉、海绵窦和颈内动脉等。

（2）海绵窦：为一对重要的硬脑膜静脉窦，由硬脑膜两层间的腔隙构成。窦内有许多结缔组织小梁，这些小梁将窦腔分隔成许多小的腔隙，窦中血流缓慢，发生感染时易形成栓塞。两侧海绵窦经鞍膈前、后的海绵间窦相交通，故一侧海绵窦的感染可蔓延到对侧（图 5-20、图 5-21）。

海绵窦位于蝶鞍的两侧，前达眶上裂内侧部，后至颞骨岩部的尖端。窦内有颈内动脉和展神经；在窦的外侧壁内，自上而下排列有动眼神经、滑车神经、眼神经与上颌神经。海绵窦一旦发生病变和损伤，可出现海绵窦综合征，表现为上述的神经麻痹与神经痛，结膜充血及水肿等症状。

海绵窦的前端与眼静脉、翼丛、面静脉和鼻腔的静脉相交通，面部的化脓性感染可借上述通道扩散至海绵窦，引起海绵窦炎与血栓形成。

海绵窦后端在颞骨岩部尖处，分别与岩上、下窦相连。岩上窦汇入横窦或乙状窦，岩下窦经颈静脉孔汇入颈内静脉。海绵窦的后端与位于岩部尖处的三叉神经节靠近，在三叉神经节手术中，注意勿伤及海绵窦。海绵窦向后还与枕骨斜坡上的基底静脉丛相交通，后者向下续于椎内静脉丛。椎内静脉丛又与体壁的静脉相交通，故腹膜后隙的感染，可经基底静脉丛蔓延至颅内。

海绵窦的内侧壁上部与垂体相邻，垂体肿瘤可压迫窦内的动眼神经和展神经等，引起眼球运动障碍、眼睑下垂、瞳孔开大及眼球突出等；海绵窦的内侧壁下部借薄的骨壁与蝶窦相邻，故蝶窦炎亦可引起海绵窦血栓形成。

解剖海绵窦：在蝶骨小翼后缘的内侧端近前床突处，切开硬脑膜，找到海绵窦的前端；沿颞骨岩部上缘的岩上窦向前找到海绵窦的后端。沿动眼、滑车、展神经剪开硬脑膜，注意动眼、滑车神经行于海绵窦的外侧壁中，而展神经与颈内动脉则穿经海绵窦内。追踪上述各神经到眶上裂（图 5-20、图 5-21）。

（3）剖查三叉神经：沿神经切开硬脑膜，暴露三叉神经节，辨认与神经节相连的感觉根和贴附于神经节深面的运动根。找出三叉神经节前方的三大分支，眼神经和上颌神经沿海绵窦外侧壁前行，眼神经入眶上裂，上颌神经入圆孔；下颌神经则通过卵圆孔（图 5-20、图 5-21）。

（4）清理颈内动脉：它经颈动脉管入颅，沿垂体窝两侧的颈动脉沟前行于海绵窦内，继而弯曲上行出海绵窦，经前床突内侧，转向后上，该部于取脑时已被切断。找出颈内动脉的分支眼动脉，追踪到它入视神经管处（图 5-20、图 5-21）。

2. 外侧部 容纳大脑半球的颞叶。眶上裂内有动眼神经、滑车神经、展神经、眼神经及眼上静脉穿行。颈动脉沟外侧，由前内向后外依次有圆孔、卵圆孔和棘孔，各孔内分别有上颌神经、下颌神经及脑膜中动脉通过。在弓状隆起的外侧有鼓室盖，后者由薄层骨质构成，为分隔鼓室与颞叶及脑膜的屏障。在颞骨岩部尖端处有三叉神经压迹，三叉神经节在此处位于硬脑膜形成的间隙内（图 5-20、图 5-21）。

颅中窝为颅底骨折的好发部位，多发生于蝶骨中部和颞骨岩部。蝶骨中部发生骨折，常同时伤及脑膜和蝶窦黏膜而使蝶窦与蛛网膜下腔相通，血性脑脊液经鼻腔流出；如伤及颈内静脉和海绵窦，可形成动静脉瘘，而引起眼静脉淤血，并伴有搏动性突眼症状；如累及穿过窦内和窦壁的神经，则出现眼球运动障碍和三叉神经刺激症状。岩部骨折侵及鼓室盖且伴有鼓膜撕裂时，血性脑脊液乃经外耳道溢出，穿经岩部内的面神经和前庭蜗神经亦可能受累。

三、颅后窝

颅后窝由颞骨岩部后面和枕骨内面构成。颅底三窝中，此窝最深，面积最大，容纳小脑、脑桥和延髓。窝底中央有枕骨大孔，为颅腔与椎管相接处，孔的前后径约为 3.6cm，左右径约为 3cm，延髓经此孔与脊髓相连，并有左、右椎动脉和副神经的脊髓根通过。

颅内的三层脑膜在枕骨大孔处与脊髓被膜相应的三层相互移行，但硬脊膜在枕骨大孔边缘与枕骨紧密愈着，故硬脊膜外腔与硬脑膜外腔互不相通。枕骨大孔的前方为斜坡。在枕骨大孔的前外侧缘有舌下神经管，为舌下神经的出颅部位。

颞骨岩部后面的中份有内耳门，内有面神经、前庭蜗（位听）神经和迷路动、静脉通过。枕骨外侧部与颞骨岩部间有颈静脉孔，舌咽、迷走、副神经和颈内静脉在此通过。

枕内隆起为窦汇所在处，横窦起自窦汇的两侧，在同名沟内，走向颞骨岩部上缘的后端，续于乙状窦。乙状窦沿颅侧壁下行，继而转向内侧，达颈静脉孔，续于颈内静脉。乙状窦与乳突小房仅以薄层骨板相隔，术中凿开乳突时，注意勿损伤乙状窦。

颅后窝骨折时，由于出血和渗漏的脑脊液无排出通道，易被忽视，而更具危险性。当小脑或脑干受累时，可出现相应的症状，骨折后数日，乳突部皮下可出现瘀斑。

小脑幕是一个由硬脑膜形成的宽阔的半月襞，介于大脑半球枕叶与小脑之间，并构成了颅后窝的顶。小脑幕圆凸的后外侧缘附着于横窦沟及颞骨岩部的上缘，达后床突而告终；其凹陷的前内侧缘游离，向前延伸附着于前床突，形成小脑幕切迹（图 5-20）。幕切迹与鞍背共同形成一卵圆形的孔，环绕着中脑，两者之间留有空隙。幕切迹上方与大脑半球颞叶的海马旁回沟紧邻。当幕上的颅内压显著增高时（如出现颅内血肿之际），海马旁回沟被推移至幕切迹的下方，形成小脑幕切迹疝，使脑干受压，并导致动眼神经的牵张或挤压，出现同侧瞳孔扩大，对光反射消失，对侧肢体轻瘫等体征。

枕骨大孔的后上方邻近小脑半球下面内侧部的小脑扁桃体，颅内压增高时，后者因受挤压而嵌入枕骨大孔，形成小脑扁桃体疝（枕骨大孔疝），可压迫延髓的呼吸和心血管运动中枢而危及生命。

四、复查脑神经的穿颅部位及颅底沟、管、孔、裂的内容（表 5-1、图 5-20）

表 5-1 颅底孔、裂及交通

	孔裂	交通	血管、神经
颅前窝	筛孔	鼻腔	嗅神经
颅中窝	视神经管	眼眶	视神经、眼动脉
	眶上裂		动眼神经、滑车神经、眼神经、展神经、眼静脉
	圆孔	翼腭窝	上颌神经
	卵圆孔	颞下窝	下颌神经
	棘孔		脑膜中动脉
颅后窝	内耳门	面神经管	面神经
		内耳	前庭蜗神经、迷路血管
	颈静脉孔	颈部	舌咽神经、迷走神经、副神经、乙状窦
	舌下神经管		舌下神经
	枕骨大孔	椎管	延髓、副神经脊髓根、椎动脉

【注 意 事 项】

1. 注意辨认颅底结构及通行的内容。

2. 注意观察脑神经、颈内动脉穿硬脑膜的部位。

3. 注意观察海绵窦内结构、窦腔的特点。

第六章 胸 部

胸部位于颈部、腹部和上肢之间。胸部与颈部的分界在前面为自颈静脉切迹向两侧沿锁骨至三角肌前缘上端的连线，在后面为第 7 颈椎棘突至三角肌后缘上端的连线。胸部与腹部的分界相当于胸廓下口，即剑突、肋弓、第 11 肋前端、第 12 肋到第 12 胸椎棘突的连线。胸部两侧上份与上肢相连，其分界为三角肌前、后缘上端分别与腋前、后襞下内侧端的连线。胸部由胸壁、胸腔及其内容构成。

实验一 解剖胸前外侧壁

【问题·思考】

1. 肋间后血管和肋间神经在肋间隙行程如何?
2. 胸廓内动脉的起始、走行、分支和分布。

【目 的】

剖查胸前外侧壁的主要结构，为临床应用打下坚实的基础。

【原 理】

以大体标本为研究对象，对胸前外侧壁一些重要结构和局部结构进行剖查和验证。

【材 料】

大体标本、胸前外侧壁标本、胸前外侧壁模型、常规解剖器械等。

【方法与结果】

一、尸位

尸体仰卧位。

二、摸认体表标志

对照活体摸认颈静脉切迹、胸骨角、胸骨体、剑突、第 2～10 肋、肋间隙、肋弓、胸骨下角和剑肋角。

三、切皮、翻皮片

做以下皮肤切口：①胸前正中切口，自胸骨柄上缘沿前正中线向下切至剑突；②胸上界切口，自正中切口上端向外侧沿锁骨切至肩峰；③胸下界切口，自正中切口下端向外下沿肋弓切至腋后线；④乳房环形切口，女性围绕乳房、男性围绕乳晕环切；⑤胸部斜切口，自正中切口下端向外上切至环形切口，再从环形切口的对侧向外上切至腋前襞的上部，在此折转沿上臂内侧面向下切至上臂上、中 1/3 交界处，然后再折转向外侧环切上臂部皮肤至上臂外侧缘（见图 1-5）。

将内上和外下两块皮片从正中切口向外侧翻起（女性乳房或男性乳头保留于原位），内上皮片翻至上臂背侧，外下皮片翻至腋后线。

四、解剖胸前区

1. 解剖浅筋膜

（1）解剖女性乳房：查看成年女性乳房位置后，自乳头根部上缘向上作垂直切口，自乳头根部外侧缘向外侧作水平切口，在乳房外上象限剥除皮肤，修去乳腺表面脂肪组织，清理出乳腺叶的轮廓。乳房内含 15～20 个乳腺叶，呈放射状排列，每叶引出一输乳管，以输乳孔开口于乳头。在已剥除了乳晕皮肤的部位，以乳头为中心，用刀尖沿放射方向轻划，仔细剖出输乳管，并追踪其至乳腺叶。输乳管在近乳头处膨大为输乳管窦。

将女性乳房自胸大肌表面剥离，存放在指定的容器内。

（2）剖查皮神经：在锁骨下方清理出颈丛的皮支、锁骨上神经，该神经分成内侧、中间和外侧三支，在颈阔肌深侧自颈部向下越过锁骨分布于胸壁上部（第 3 肋以上）和肩部的皮肤。在肋间隙前部胸骨旁线处有第 2～7 肋间神经的前皮支和伴行血管（胸廓内动脉的穿支），可寻认 1～2 支。在腋前线处剖认肋间神经的外侧皮支（有肋间后血管的分支伴行），其中第 2 肋间神经的外侧皮支还发出分支走向外侧，经腋窝皮下分布于上臂内侧的皮肤，是为肋间臂神经。

（3）剖查头静脉：头静脉沿三角肌与胸大肌之间的沟内上行，在锁骨下方注入深部的腋静脉，暂不要深追。

2. 解剖胸上肢肌和锁胸筋膜

（1）解剖胸大肌：修除胸大肌表面的浅、深筋膜，显露胸大肌的境界，观察其形态、起止点和肌纤维方向（图 6-1）。胸大肌呈扇形，起于锁骨内侧半、胸骨与上 6 肋软骨及腹直肌鞘前层，肌纤维向外上方会聚，止于肱骨大结节嵴。沿胸大肌锁骨起点下方、胸肋部起点外侧与腹部起点外上，距起点 2cm 处弧形切断胸大肌的起始部（注意不要切坏腹直肌鞘），由下向上掀起该肌，显露胸小肌和锁胸筋膜，可见胸小肌表面有胸内侧神经穿出，锁胸筋膜表面有胸外侧神经和胸肩峰动脉穿出。清理进入胸大肌的胸内、外侧神经和胸肩峰动脉的胸肌支，观察后在近胸大肌处切断神经、动脉，将胸大肌充分掀向外侧至其止点处。

（2）剖查锁胸筋膜：锁胸筋膜在胸大肌深侧，张于胸小肌、锁骨下肌和喙突之间，有胸外侧神经、胸肩峰动脉和头静脉穿过，在锁骨下方头静脉旁常可见到锁骨下淋巴结。用镊子小心除去淋巴结和锁胸筋膜，保留穿过筋膜的血管、神经。

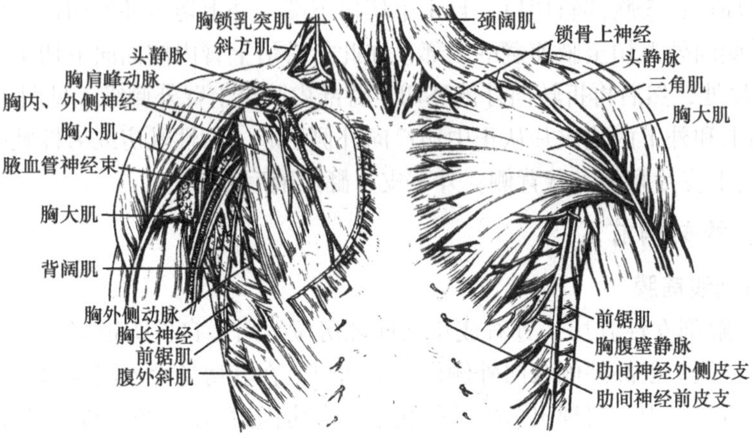
胸锁乳突肌
斜方肌
头静脉
胸肩峰动脉
胸内、外侧神经
胸小肌
腋血管神经束
胸大肌
背阔肌
胸外侧动脉
胸长神经
前锯肌
腹外斜肌
颈阔肌
锁骨上神经
头静脉
三角肌
胸大肌
前锯肌
胸腹壁静脉
肋间神经外侧皮支
肋间神经前皮支

图 6-1　胸前区

（3）解剖胸小肌：清理胸小肌表面，观察其形态和起止（图 6-1）。胸小肌呈三角形，起自第 3～5 肋，肌纤维向外上方止于肩胛骨喙突。于近起点处切断该肌并翻向外上方，即打开腋窝前壁。翻开胸小肌时，可见进入该肌深面的胸内侧神经和胸肩峰动脉胸肌支，清理后予以保留。

（4）清理胸内、外侧神经，胸肩峰动脉和头静脉：胸内、外侧神经分别发自臂丛内、外侧束，它们之间有交通支横越腋动脉之前。胸肩峰动脉发自腋动脉上段，穿锁胸筋膜后分支至胸大肌、胸小肌、三角肌和肩峰等处。头静脉穿锁胸筋膜注入腋静脉。

五、解剖肋间结构

1. 肋间肌　自胸骨侧缘沿第 4 或第 5 肋下缘至腋前线切断肋间外肌（不要切深，以免同时切断肋间内肌）。将肋间外肌整片向下翻，可见肋间神经分支进入该肌。翻开肋间外肌后，即可见其深面的肋间内肌，观察两肌的纤维方向及肋间外肌与肋间外膜的延续（图 6-2）。

2. 肋间后动、静脉和肋间神经　用镊子夹起并轻拉已解剖的肋间神经外侧皮支，在其穿出处沿肋骨轻轻切断肋间内肌（不可过深，以免切破其深面的胸膜），将该肌翻下，沿外侧皮支追查肋间神经及肋间后动、静脉主干，三者伴行，神经在下，动脉居中，静脉在上。向前追查肋间神经前皮支，并于同一肋间隙内沿下位肋骨上缘寻找肋间后动脉下支。现在只观察肋间后血管和肋间神经在胸前外侧壁的一段，后段以后再查。

六、打开胸前壁

1. 断离锁骨　颈部解剖时已将锁骨内侧 2/3 断离摘除。

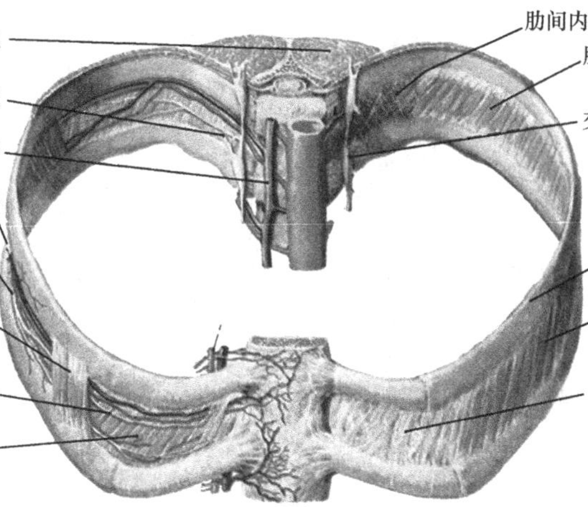
竖脊肌
交通支
奇静脉
肋间后静脉
肋间神经
肋间外肌
肋间神经
肋间内肌
肋间内膜
肋间内肌
交感干神经节
肋骨
肋间外肌
肋间外膜

图 6-2　肋间结构

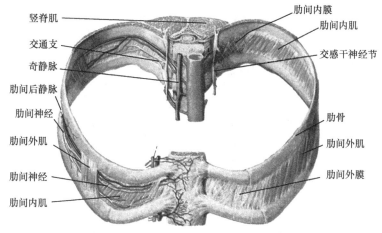

2. 切断肋间肌　沿腋中线将第 1～9 肋间隙的肋间肌纵行切开，并剥除约 1.5cm 宽，切剥时注意勿损伤深面的壁胸膜（第 1 肋间隙的肋间肌需于腋前线内侧切开，自此往下逐渐外移至腋中线）。将手指探入已剥除肋间肌的各肋间隙内，向深面钝性按压，逐渐推开贴附于胸壁内面的壁胸膜，使之与胸内筋膜分离。壁胸膜很薄，宜缓缓轻压，以防弄破。

3. 剪断肋骨　用肋骨剪尖端较弯曲的一半插入肋骨与被推开的壁胸膜之间，将第 1～10 肋骨一一剪断（注意勿被肋骨断端刺伤手）。

4. 切断胸锁乳突肌与舌骨下肌的起点　已于颈部解剖时切断。

5. 掀开胸前壁　一只手在胸骨柄处提起胸前壁，另一只手将胸骨和肋深面的结构和肋胸膜推开，边掀边分离，用力不要过猛，此时可复认胸骨舌骨肌和胸骨甲状肌起点。胸前壁稍被掀起时，可见自颈根部连于胸骨外侧缘 1cm 处的胸廓内血管，在距该血管起始点约 2cm 处剪断之，使其远侧段附于胸前壁。

6. 切断膈的前部起点　继续掀开胸前壁，至剑胸结合高度，可见膈前部的起点，在起点后方 1cm 处切断膈，向两侧切至腋中线，将胸前壁翻下。在掀胸前壁时，要钝性分离或切断连于胸骨与心包间的胸骨心包韧带。

七、剖查胸前壁内面的结构

1. 胸内筋膜和胸横肌　衬于胸前壁内面的结缔组织膜即胸内筋膜，观察其配布。透过该筋膜可见贴于胸骨体和肋软骨的胸横肌（图 6-3）。稍清理肌表面的结缔组织即可。

2. 胸廓内动、静脉和胸骨旁淋巴结　胸廓内动、静脉已切断，找到其断端，沿之向下清理至分出腹壁上动脉和肌膈动脉处（图 6-3），清理中寻认由其发出的肋间前支、肋间穿支、心包膈动脉和排列于血管周围的胸骨旁淋巴结。心包膈动脉在纵隔胸膜与心包之间下行至膈，其余部分待后观察。

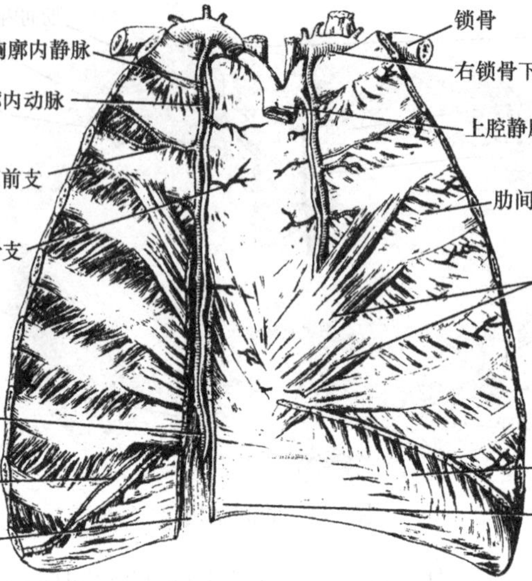
锁骨
胸廓内静脉
右锁骨下动脉
胸廓内动脉
上腔静脉
肋间前支
肋间内肌
胸骨支
胸横肌
腹壁上动脉
膈
肌膈动脉
腹直肌鞘后层
腹直肌

图 6-3 胸前壁（内面观）

【注 意 事 项】

1. 标清肺、胸膜返折线的体表投影。

2. 剖查肋间隙可放在打开胸前壁之后再做。

3. 剪胸前壁时应尽量往后剪、往下剪到第 8 肋或第 10 肋。

4. 剪胸前壁时应注意安全，避免扎破手指。

实验二 胸腔和胸膜腔探查

【问题 · 思考】
胸膜腔穿刺宜在何处进行？为什么？依次经过哪些层次？

【目 的】

探查胸腔和胸膜腔，为临床应用打下坚实的基础。

【原 理】

以大体标本为研究对象，对胸腔和胸膜腔的一些重要结构和局部结构进行剖查和验证。

【材 料】

大体标本、胸部标本、胸部模型、常规解剖器械等。

【方法与结果】

一、胸腔探查

观察胸腔的分部及其内容。在已掀起胸前壁的胸腔内，可见位于胸腔中部的是由心、心包、出入心的大血管、气管和食管等构成的纵隔，而位于两侧的是肺和胸膜囊（图 6-4）。

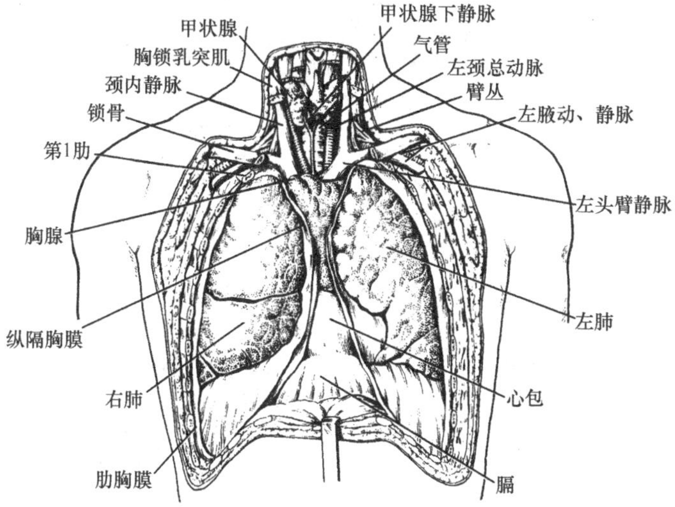
甲状腺
胸锁乳突肌
颈内静脉
锁骨
第1肋
胸腺
纵隔胸膜
右肺
肋胸膜
甲状腺下静脉
气管
左颈总动脉
臂丛
左腋动、静脉
左头臂静脉
左肺
心包
膈

图 6-4　胸腺、心包、胸膜和肺（前面观）

二、胸膜腔探查

1. 切开壁胸膜　沿锁骨中线自第 2 肋间隙高度向下纵行切开壁胸膜（肋胸膜）至第 6 肋间隙，将肋胸膜翻向两侧，暴露其深面的胸膜腔及覆于肺表面的脏胸膜。脏、壁胸膜如有粘连，可钝性分离之。

2. 探查壁胸膜　将手伸入胸膜腔探查壁胸膜的各部（胸膜顶、肋胸膜、纵隔胸膜和膈胸膜），其中胸膜顶突至颈根部，伸手探明其位置及与颈根部大血管、臂丛的毗邻。伸入手指探查壁胸膜各部的反折线：肋胸膜前缘与纵隔胸膜前缘的反折线即胸膜前界，肋胸膜下缘与膈胸膜的反折线即胸膜下界。将胸前壁反复掀起、复位，验证胸膜前、下界的体表投影。胸膜前界起自锁骨内侧 1/3 上方 2～3cm，向内下至第 2 胸肋关节高度两侧靠拢，在中线偏左垂直下行，右侧达第 6 胸肋关节移行为下界，左侧至第 4 胸肋关节高度转向外下，在胸骨侧缘外侧 2～2.5cm 下行，达第 6 肋软骨移行为下界。胸膜下界自胸膜前界下端向外下，在锁骨中线与第 8 肋、腋中线与第 10 肋、肩胛线与第 11 肋相交，近后正中线处平第 12 胸椎棘突。

3. 观察上、下胸膜间区　在两侧胸膜前界的上段及下段间，各有一三角形的无胸膜区，即上、下胸膜间区，称为胸腺三角和心包三角，分别为胸腺和心包所占据（图 6-4）。

4. 探查肋膈隐窝和左肋纵隔隐窝　将手探入肋胸膜与膈胸膜反折处的胸膜腔内及左纵隔胸膜前缘下部与肋胸膜反折处的胸膜腔内，验证两隐窝均未被肺缘充满并体会肋膈隐窝是胸膜腔的最低点（图 6-4、图 6-5）。

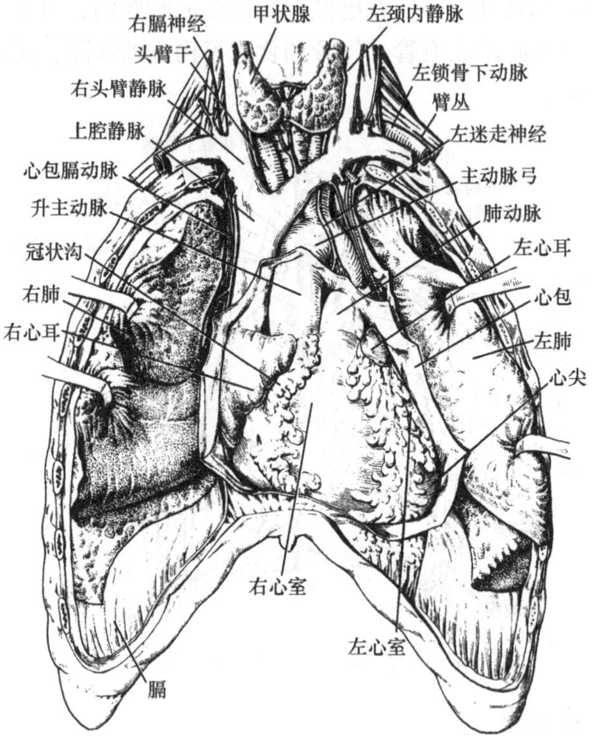
右膈神经
甲状腺
左颈内静脉
头臂干
左锁骨下动脉
右头臂静脉
臂丛
上腔静脉
左迷走神经
心包膈动脉
主动脉弓
升主动脉
肺动脉
冠状沟
左心耳
右肺
心包
右心耳
左肺
心尖
右心室
左心室
膈

图 6-5　上纵隔结构和心

5. 探查肺韧带　沿胸膜前界、下界和腋中线剪除肋胸膜的前部，一只手提起肺底，另一只手在肺根下方、纵隔胸膜外侧探入胸膜腔，拇指在前，其他指在后，可摸到张于纵隔与肺之间呈额状位的脏、壁胸膜的移行部，即肺韧带。

【注 意 事 项】

1. 注意探查胸膜顶及胸膜隐窝。
2. 思考各胸膜隐窝的概念及临床意义。
3. 思考什么是心包裸区？有何临床意义。

实验三　解　剖　肺

【问题 · 思考】

左、右肺根内的结构、排列关系及毗邻。

【目 的】

剖查肺，为临床应用打下坚实的基础。

【原 理】

以大体标本为研究对象，对肺的形态、结构及肺根内一些重要结构与排列关系进行剖查和验证。

【材 料】

大体标本、肺标本、肺模型、常规解剖器械等。

【方法与结果】

一、原位观察

观察两肺的位置、分叶和形态，探查肺尖突向胸膜顶伸至颈根部的情况（图 5-4）。将已掀起的胸前壁反复复位，验证肺前、下缘和叶间裂的体表投影，并比较其与胸膜前、下界的关系。将肺稍向上推，观察肺底与膈穹隆的关系。

肺前界与胸膜前界的体表投影大体一致，但左肺前缘在第 4 胸肋关节高度沿第 4 肋软骨转向外侧至胸骨旁线处弯向外下，达第 6 肋软骨中点续为肺下界。在平静呼吸时，两肺下界在锁骨中线与第 6 肋、腋中线与第 8 肋、肩胛线与第 10 肋相交、近后正中线处平第 10 胸椎棘突。左、右肺斜裂的体表投影自第 3 胸椎棘突向外下，绕过肺的外侧面至锁骨中线与第 6 肋相交。右肺水平裂的投影自右第 4 胸肋关节向外侧至腋中线与斜裂投影相交。

二、取肺并查看肺门结构

一只手自肺前缘沿纵隔面伸入，将肺拉向外侧，另一只手摸清肺根和肺韧带，在紧靠肺门处自上而下切断肺根各结构和肺韧带。切时注意逐一观察、鉴别组成肺根的肺静脉、肺动脉和主支气管，并注意勿切及肺组织。将肺取出后，剔除肺门处的结缔组织，复认肺门结构，即上、下肺静脉、肺动脉、支气管及肺门淋巴结。在肺根后部，试寻认细小的支气管动脉。

【注 意 事 项】

切断肺根时，应尽量靠近肺门切，勿损伤肺根前方的膈神经和后方的迷走神经。

实验四 解剖纵隔

【问题·思考】

纵隔的境界、分区及各区的主要内容是什么？

【目 的】

剖查纵隔，观察纵隔内的主要结构及其位置关系，为临床应用打下坚实的基础。

【原 理】

以大体标本为研究对象，对纵隔内一些重要结构的形态、结构及位置关系进行剖查和验证。

【材 料】

大体标本、纵隔标本、纵隔模型、常规解剖器械等。

【方法与结果】

一、观察纵隔侧面

两肺均已被切除，胸腔仅存中间的纵隔。试从左、右两侧面透过纵隔胸膜观察纵隔的结构和分区（图 6-6、图 6-7）。纵隔左、右侧面中部可见肺根，肺根的前下方有心包。右肺根的上方有上腔静脉、奇静脉弓和气管，后方有奇静脉；左肺根的上方有主动脉弓、左锁骨下动脉和胸导管，后方有胸主动脉。膈神经和心包膈血管、食管和迷走神经自上向下分别经肺根前、后方下行，在奇静脉及胸主动脉后外方有胸交感干、内脏大神经和肋间血管、神经等。

二、剖查上纵隔前部的结构

1. 胸腺 在上纵隔最前方的上胸膜间区内剖查胸腺（图 6-4）。胸腺在童年发达，成年后退化，腺体大部分为脂肪代替，可在脂肪中寻找残存腺体，观察后剔除残腺及其周围的结缔组织，撕去此部位的胸膜，观察深面的血管。

2. 头臂静脉和上腔静脉 颈内静脉和锁骨下静脉在胸锁关节后方会合成头臂静脉。清理左、右头臂静脉，注意观察其属支——甲状腺下静脉。继续沿左、右头臂静脉向下清理上腔静脉。在纵隔右侧面可见奇静脉末段跨右肺根上方注入上腔静脉后壁。上腔静脉下段行于心包腔内，留待以后观察。

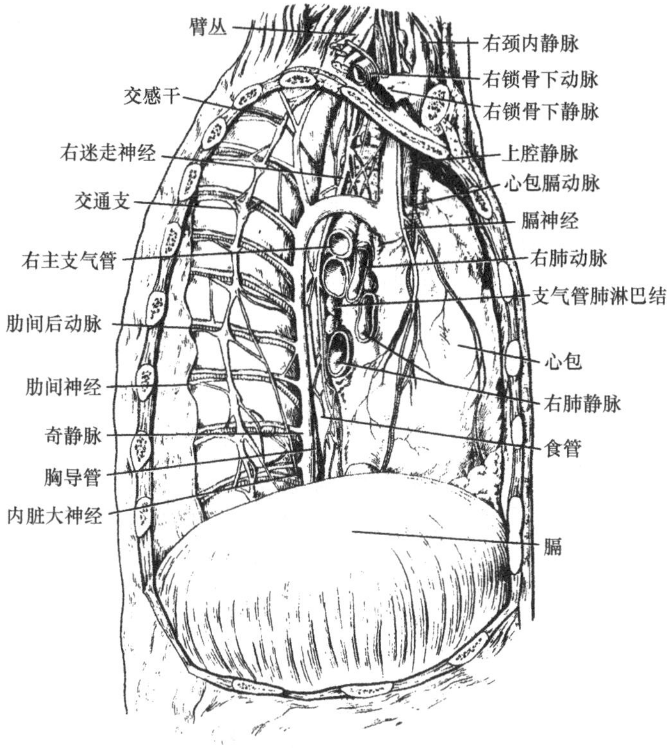
臂丛
右颈内静脉
右锁骨下动脉
交感干
右锁骨下静脉
右迷走神经
上腔静脉
心包膈动脉
交通支
膈神经
右主支气管
右肺动脉
支气管肺淋巴结
肋间后动脉
心包
肋间神经
右肺静脉
奇静脉
食管
胸导管
内脏大神经
膈

图 6-6　纵隔右侧面观

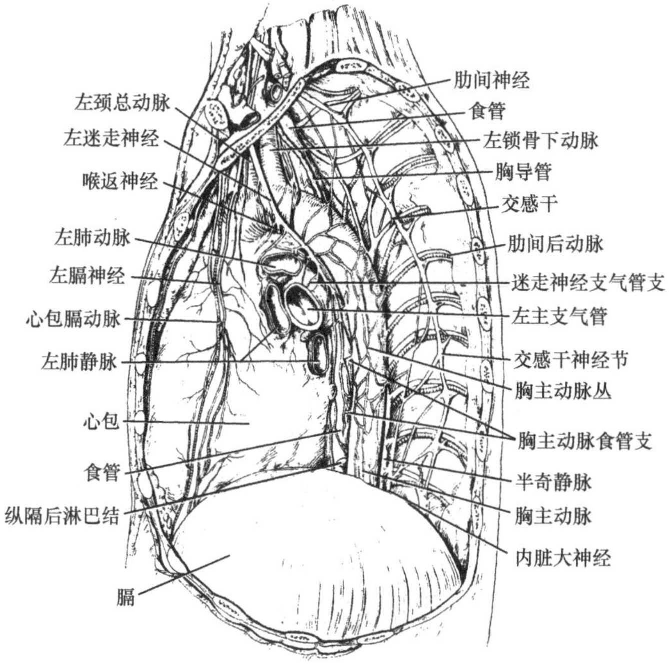
肋间神经
左颈总动脉
食管
左迷走神经
左锁骨下动脉
胸导管
喉返神经
交感干
左肺动脉
肋间后动脉
左膈神经
迷走神经支气管支
心包膈动脉
左主支气管
左肺静脉
交感干神经节
胸主动脉丛
心包
胸主动脉食管支
食管
半奇静脉
纵隔后淋巴结
胸主动脉
内脏大神经
膈

图 6-7　纵隔左侧面观

3. 纵隔前淋巴结 清理头臂静脉和上腔静脉时，注意沿上述血管周围排列及位于心包前方的纵隔前淋巴结。观察后在不妨碍操作的前提下，可保留少数淋巴结，以便复习。

4. 主动脉弓及其三大分支 将左头臂静脉中部切断，翻向两侧。清理主动脉弓及其向上发出的头臂干、左颈总动脉和左锁骨下动脉（图 6-8）。清理主动脉弓时，注意勿损伤其左前下方的结构，略观其轮廓即可。清理三大分支时，宜采用纵行分离，以防切断行于其间的神经。清理头臂干上端，显露其与颈总动脉和锁骨下动脉的连续。

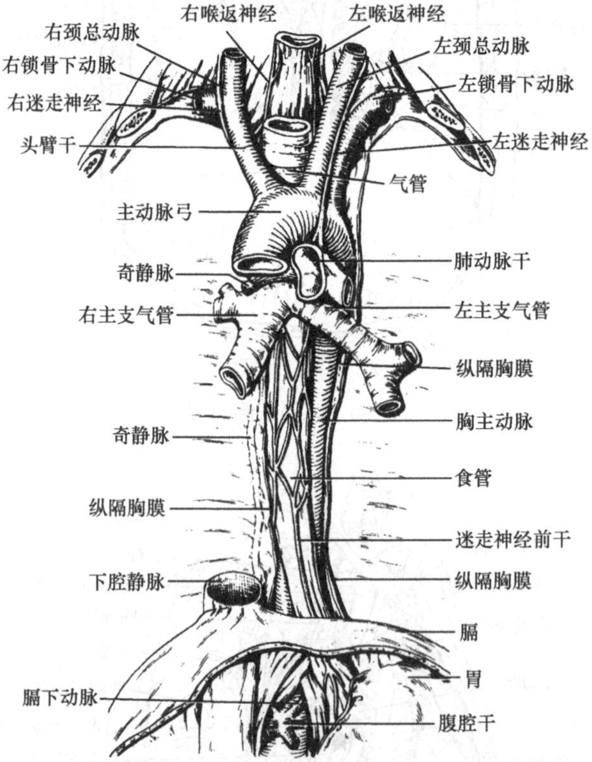
右喉返神经
左喉返神经
右颈总动脉
左颈总动脉
右锁骨下动脉
左锁骨下动脉
右迷走神经
左迷走神经
头臂干
气管
主动脉弓
奇静脉
肺动脉干
右主支气管
左主支气管
纵隔胸膜
胸主动脉
奇静脉
食管
纵隔胸膜
迷走神经前干
下腔静脉
纵隔胸膜
膈
胃
膈下动脉
腹腔干
图 6-8 上纵隔和后纵隔

5. 膈神经和心包膈动脉 撕去尚存的纵隔胸膜，在右侧沿上腔静脉旁和右肺根前方，在左侧于左颈总动脉与左锁骨下动脉之间及左肺根前方，分别寻找右、左膈神经及与之伴行的心包膈动、静脉（图 6-6、图 6-7）。膈神经向上追至颈根部，向下追至膈，其分支细小，稍事观察即可，不必清理。心包膈动脉向下清理一段即可。

6. 迷走神经及其分支 左、右迷走神经行程不同，需分别进行观察。

（1）左迷走神经：在主动脉弓左前方寻找左迷走神经或自颈部向下追查（图 6-7、图 6-8）。沿该神经向上清理至左颈总动脉与左头臂静脉间，即其从颈部进入胸腔处，向下清理至肺根后方。沿途清理出各分支：左喉返神经在主动脉弓前下方发出，绕至主动脉弓后方；支气管支至肺根；胸心支至主动脉弓下后方；食管支至食管前面（图 6-8）。

（2）右迷走神经：将上腔静脉推向左侧，在气管右侧的结缔组织中寻找右迷走神经（图 6-6、图 6-8）。向上清理至胸廓上口与颈部连续，向下至右肺根后方。在右锁骨下动脉前方或下缘处，寻找右喉返神经，观察其勾绕动脉的情况，向上追查至颈根部。右侧支气管支、胸心支同左侧，右食管支下至食管后面，暂勿追查。

7. 由颈部至心的神经分支 迷走神经的胸心支已清理，在主动脉弓三大分支周围的结缔组织中，用尖镊或刀尖背分离发自颈交感干下行的颈心神经和迷走神经颈部发出的颈心支。这些分支细小，数目不等，追至主动脉弓前面即可。

8. 肺动脉 肺动脉干在心包内的一段缓查，现从左、右肺根清理出左、右肺动脉，向内侧追至肺动脉叉处（图 6-8）。

9. 心浅丛 在主动脉弓与肺动脉叉之间的结缔组织中，用尖镊或刀尖背仔细剔除脂肪，可见相互交错的细小神经纤维，即心浅丛。神经丛难以剖清，稍分离即可。

10. 动脉韧带和动脉导管三角 在主动脉弓下方、左喉返神经的内侧，用镊子钝性分离自主动脉弓下缘连至肺动脉分叉处稍左侧的结缔组织束，即动脉韧带。观察该韧带位于左膈神经、左迷走神经和左肺动脉围成的动脉导管三角内（图 6-7）。

11. 气管和左、右主支气管 在头臂干与左颈总动脉起点间切断主动脉弓，翻向两侧，推开其后方的右肺动脉，观察气管的位置和毗邻。气管杈的形态和左、右主支气管的形态差异（图 6-8）。沿气管两旁和气管杈周围清理气管旁淋巴结和气管、支气管淋巴结。气管前方为胸腺、左头臂静脉、心丛、主动脉弓及其分支；右前方有右头臂静脉和上腔静脉；后方有食管；左后方有左喉返神经；左侧有左迷走神经和左锁骨下动脉；右侧有右迷走神经和奇静脉弓。

三、剖查中纵隔

1. 观察心包 观察心包的形态和纤维心包向上、下的延续情况。复习胸膜前界下部所形成的下胸膜间区即心包裸区。

2. 打开和探查心包腔 ①在两侧膈神经前方用镊子提起心包，纵行切开至膈的上方，再于上述两切口的下端、膈上方 lcm 处做一水平切口，使三切口连成一“U”形。②掀起心包前壁显露心包腔。探查浆膜心包脏、壁层的配布及两者的反折连续。在尸体心包腔中积有胶冻样物质，为心包液沉积凝结所成，清除之。③将一只手示指、中指探入升主动脉和肺动脉的后方、上腔静脉和左心房的前方，向左伸出，手指所经过的腔隙为心包横窦。再用手探查心脏后方浆膜心包脏、壁层之间及两者互相反折所形成的盲腔，即心包斜窦。

3. 观察心包腔内出入心的大血管 掀开心包前壁，在心的上方，观察从右向左排列的上腔静脉、升主动脉和肺动脉干（图 6-5）。将心提起，在右下方观察下腔静脉穿心包注入右心房及自两侧注入左心房的左、右肺上、下静脉。

4. 原位观察心的形态和毗邻 心尖朝向左前下，其体表投影，平对第 5 肋间隙锁骨中线内侧 1～2cm。心底朝向右后上，与食管、胸主动脉和奇静脉相邻。胸肋面可见冠状沟和前室间沟，此面由左、右心室和左、右心房构成，与胸骨下部和第 3～6 肋软骨相邻。膈面向下邻膈。右缘由右心房、左缘由左心室和左心房、下缘由右、左心室构成（图 6-5）。观察后将胸前壁复位，验证心界的体表投影。心界左上点在左第 2 肋软骨下缘胸骨旁 1.2cm，右上点在右第 3 肋软骨上缘胸骨旁 1cm，左下点在左第 5 肋间距前正中线 7～9cm，右下点在右第 6 胸肋关节处。左、右上点和左、右下点的连线分别为心上、下界的投影；左上、下点间微凸向左侧的连线，右上、下点间微凸向右侧的连线分别为心左、右界的投影。

5. 取心 在心包内沿心包内面切断上腔静脉、升主动脉、肺动脉干、下腔静脉和左、右上、下肺静脉，将心取出。

6. 解剖心的血管 复习系统解剖学的相关内容，然后进行解剖。学生设计手术方案。

7. 剖查心的内腔 复习系统解剖学的相关内容，然后进行解剖。学生设计手术方案。

四、剖查后纵隔和上纵隔后部的结构

后纵隔和上纵隔后部的结构大多连续，故可同时解剖。

1. 心深丛 将已切断的主动脉弓翻向两侧，在气管杈前方，用尖镊或刀尖背轻轻分离并剔去脂肪，可见许多细小的神经纤维互相交织成丛，即心深丛。试沿神经丛追查其来源（交感干和迷走神经）及与心浅丛的联系。

2. 食管、左喉返神经和迷走神经前、后干 ①将气管和主支气管推向一侧，即可见食管。在食管上段前面稍清理结缔组织，注意观察其两侧紧贴纵隔胸膜，左侧并与胸导管毗邻。②在左侧于气管与食管之间清理左喉返神经，向下清理至其发出处，向上至甲状腺。③揭除心包，观察食管下段，在其前、后面用尖镊清理食管前、后丛及由丛向下汇成的迷走神经前、后干，一并清理发自胸主动脉的食管动脉（图 6-8）。

3. 胸导管 将食管推向右侧，在脊柱前方中线附近的结缔组织中，寻找近似静脉的胸导管，向上追踪至颈部注入左静脉角处，向下清理至膈（图 6-9），追踪清理时注意观察其行程变化和毗邻。胸导管行于胸主动脉与奇静脉之间、食管后方；至第 5 胸椎高度斜行向左侧，在食管左缘与纵隔胸膜之间上行至颈部。

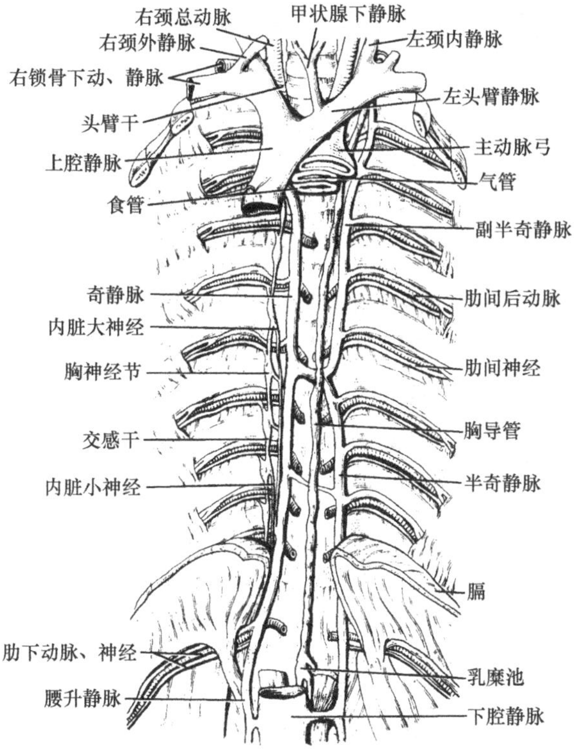
右颈总动脉
甲状腺下静脉
右颈外静脉
左颈内静脉
右锁骨下动、静脉
左头臂静脉
头臂干
主动脉弓
上腔静脉
气管
食管
副半奇静脉
奇静脉
肋间后动脉
内脏大神经
胸神经节
肋间神经
交感干
胸导管
内脏小神经
半奇静脉
膈
肋下动脉、神经
乳糜池
腰升静脉
下腔静脉

图 6-9 后纵隔

4. 胸主动脉及其分支 将气管和食管推向右侧，在第 4 胸椎左侧，自主动脉弓末端向下，清理胸主动脉至膈主动脉裂孔处。注意清理观察其脏、壁分支：①食管动脉，4～5 支，清理出 1～2 支即可；②支气管动脉，每侧 1～2 支，在胸主动脉起始部发出，沿主支气管后壁至肺，寻认清理之；③肋间后动脉，通常有 9 对，分赴下 9 对肋间隙。稍提起胸主动脉，在其后壁分离 2～3 条（约平第 5～7 肋间隙者）即可（图 6-9）；向两侧清理至肋角附近，与肋间隙后部的一段衔接。

5. 纵隔后淋巴结 在食管和胸主动脉周围的结缔组织中，试寻 1～2 个纵隔后淋巴结。有时淋巴结很小，故不必细找。

6. 奇静脉、半奇静脉及副半奇静脉 先将食管牵向左侧，在脊柱右前方可见奇静脉穿膈续于腰升静脉，向上行于胸主动脉和胸导管的右侧，绕右肺根后上方，注入上腔静脉。自膈向上清理至注入处，沿途观察其收集的右肋间后静脉、食管静脉和半奇静脉（图 6-9）。清理时注意勿损伤其右后方的右内脏大神经及左侧的胸导管。然后将食管推向右侧，清理在脊柱左前方、胸主动脉后方的半奇静脉和副半奇静脉。观察半奇静脉在第 7～10 胸椎高度向右汇入奇静脉。半奇静脉收集左下部肋间后静脉和副半奇静脉；副半奇静脉收集左上部肋间后静脉。

7. 胸交感干及其分支 撕去脊柱两旁残余的肋胸膜，显露细长链状的胸交感干。用尖镊拨开其周围的结缔组织，可见干上膨大部分即椎旁节，节间的细支为节间支。清理胸交感干的分支，①交通支：稍提起胸交感干，可见干上与每一肋间神经有两小支相连，此即灰、白交通支，不必细分。②内脏大神经和内脏小神经：沿交感干向下清理，可见第 5 或第 6 至第 9 或第 10 椎旁节各发一分支向下汇成内脏大神经，第 10～12 椎旁节发出分支汇成内脏小神经，向下穿膈脚入腹腔，此时尚难清理。

【注 意 事 项】

1. 剥除右侧纵隔胸膜及胸后壁胸膜时，应小心，不要损伤深层结构。
2. 注意观察上腔静脉、下腔静脉与肺静脉的位置关系。
3. 认真寻找内脏大、小神经，必要时找老师辨认。
4. 注意寻找胸导管注入左静脉角处、右淋巴导管注入右静脉角处。
5. 注意探查三个心包窦，思考其临床意义。
6. 注意观察胸导管的经行与毗邻，也可能会出现变异。

实验五　解剖肋间隙后部

【问题 · 思考】

肋间后血管和肋间神经在肋角内、外侧行程和排列如何?

【目　　的】

剖查肋间隙后部，观察肋间隙后部血管、神经在肋角内、外侧行程和排列，为临床应用打下坚实的基础。

【原　　理】

以大体标本为研究对象，对肋间隙后部血管、神经在肋角内、外侧行程和排列进行剖查和验证。

【材　　料】

大体标本、胸后壁标本、胸后壁模型、常规解剖器械等。

【方法与结果】

撕去胸后壁的肋胸膜，自后向前清理出两侧第 6、7 肋间隙的肋间后动、肋间静脉和肋间神经。在肋角附近，清理出肋间后动脉发出的上、下支。观察血管、神经在肋角内、外侧的位置关系和上、下支的行程。在肋头附近试寻找 1～2 个肋间淋巴结。在肋角内侧，肋间后动、静脉和肋间神经行于肋间隙中部，三者无一定的排列顺序；在肋角外侧，血管神经循肋沟前行，排列顺序自上而下为静脉、动脉、神经（图 6-2、图 6-9）。复查肋间后动、静脉和肋间神经三者的位置关系。

【注 意 事 项】

注意观察肋间隙后部血管、神经在肋角内、外侧行程和排列，有何临床意义？

实验六 观察膈的裂孔及其内容

【问题·思考】

穿膈的结构有哪些？各通过膈的什么部位？

【目 的】

剖查膈的裂孔及其内容，为临床应用打下坚实的基础。

【原 理】

以大体标本为研究对象，对膈的裂孔及其内容进行剖查和验证。

【材 料】

大体标本、膈标本、膈模型、常规解剖器械等。

【方法与结果】

膈扁阔而向上膨隆，位于胸腔与腹腔之间，周围以肌性部起自胸廓下口内面和腰椎椎体的前面。胸骨部起自剑突的后面，肋部起自下 6 对肋的内面，腰部以左、右膈脚起自上 2～3 个腰椎椎体。三部肌束向中央会聚止于腱膜即中心腱。三部起点之间常有三角形的薄弱区，腹腔脏器可由此突入胸腔形成膈疝（图 6-6、图 6-7）。

膈有 3 个裂孔：第 12 胸椎和左、右膈脚围成主动脉裂孔，内有主动脉和胸导管通过；平对第 10 胸椎，在主动脉裂孔左前方有食管裂孔，内有食管和迷走神经通过；约平对第 8 胸椎，在主动脉裂孔右前方的中心腱内有腔静脉孔，内有下腔静脉通过（图 6-6～图 6-8）。

【注 意 事 项】

1. 注意观察胸肋三角和腰肋三角，思考其临床意义。

2. 注意观察膈的 3 个裂孔及通行的内容。

第七章 腹　部

腹部位于胸部、盆部与下肢之间，其后方以脊柱腰部为支架，其余部分均由皮肤、筋膜、肌等软组织构成。腹壁、膈和大骨盆腔围成腹腔，其内容纳消化系统的大部分器官、泌尿系统部分器官，另外还有脾、肾上腺、血管和神经等结构。在膈肌下面和腹、盆壁内面及脏器表面均有腹膜覆盖，各部腹膜相互移行围成腹膜腔。

实验一　解剖腹前外侧壁

【问题·思考】

1. 腹前外侧壁软组织的层次、各层结构的特点及其与腹部切口选择的关系。
2. 腹直肌鞘的构成、腹直肌鞘前层和后层的形态特征、腹白线的构成。

【目　　的】

剖查腹前外侧壁软组织，即皮肤、筋膜、肌肉、血管、神经，观察各层结构的分布特点和主要的局部结构。

【原　　理】

以大体标本为研究对象，对腹前外侧壁的重要结构和局部结构进行剖查和验证。

【材　　料】

大体标本、腹壁标本、常规解剖器械等。

【方法与结果】

以尸体解剖为主。

一、尸位

尸体仰卧位。

二、摸认体表标志

对照活体沿腹壁上界摸认剑突和肋弓；沿腹壁下界摸认耻骨联合上缘、耻骨结节、髂前上棘和髂嵴等骨性标志。

三、切皮、翻皮片

自剑突循前正中线向下绕脐两侧切至耻骨联合上缘；自剑突沿肋弓和自耻骨联合上缘沿腹股沟向外侧的切口已在解剖胸部和股前部时切开。将皮片自前正中线向外侧剥离翻起，注意保留浅筋膜。

四、解剖浅筋膜

1. 剖查浅血管 剖查来自股动脉的旋髂浅动脉和腹壁浅动脉，前者循腹股沟韧带斜向外上分布于髂前上棘附近，后者向内上方越过腹股沟韧带走向脐区，两者均有同名静脉伴行（图 7-1）。静脉管腔内多含有凝血，脐周围的静脉组成脐周静脉网，它向外上汇合成胸腹壁静脉，向下与腹壁浅静脉相连接。

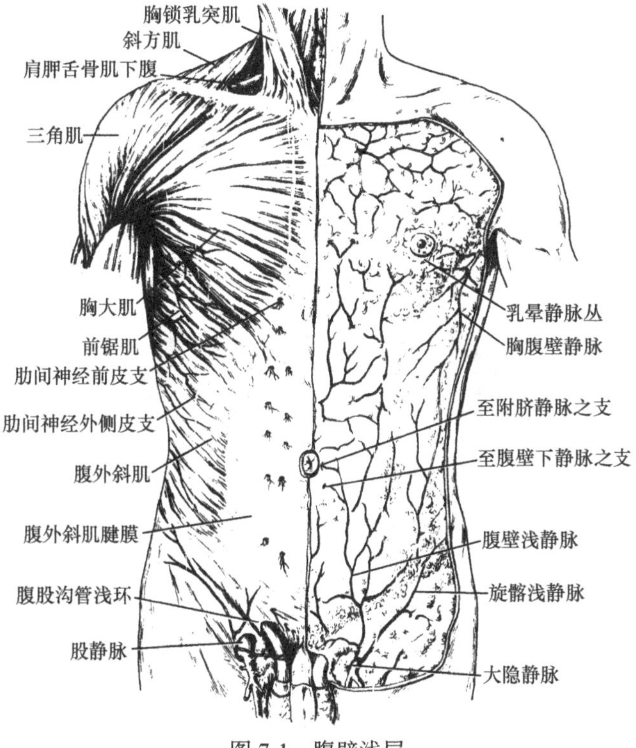
胸锁乳突肌
斜方肌
肩胛舌骨肌下腹
三角肌
胸大肌
前锯肌
肋间神经前皮支
肋间神经外侧皮支
腹外斜肌
腹外斜肌腱膜
腹股沟管浅环
股静脉
乳晕静脉丛
胸腹壁静脉
至附脐静脉之支
至腹壁下静脉之支
腹壁浅静脉
旋髂浅静脉
大隐静脉

图 7-1 腹壁浅层

2. 辨认浅筋膜的浅、深层 平髂前上棘水平横切浅筋膜（不可过深，避免切开腹外斜肌腱膜），分辨浅筋膜的浅、深层。浅层富含脂肪，称为脂肪层（camper 筋膜），其厚度因人的胖瘦而异；深层富有弹性纤维，较致密，呈薄膜状，称为膜性层（scarpa 筋膜）。用手指分离、探查膜性层深侧的间隙，并慢慢向内侧、下方推进，理解膜性层在前正中线与白线、在腹股沟韧带稍下方与阔筋膜的愈着，及间隙经耻骨联合和耻骨结节之间向下、向后通入会阴浅隙的情况。

3. 剖查肋间神经的皮支和伴行小血管 剔除浅筋膜，在前正中线旁剖出 2～

3 支肋间神经的前皮支，并在腋中线的延长线上剖出 2～3 支肋间神经的外侧皮支（图 7-1）。了解腹前外侧壁皮神经的节段性分布。观察肋间神经前皮支和外侧皮支均有肋间后血管的浅支伴行。在耻骨联合的外上方找到髂腹下神经的皮支。

五、剖查三层阔肌和肌间的血管、神经

1. 解剖腹外斜肌 修去腹外斜肌表面的部分深筋膜，观察该肌以八个肌齿起于下八肋的外面，肌纤维自外上斜向内下，后下部肌束止于髂嵴，余部肌束向内下方移行为腱膜（图 7-1）。腹外斜肌腱膜经腹直肌前至前正中线，参与构成腹直肌鞘前层和白线。

2. 解剖腹内斜肌 自腹直肌外侧缘与肋弓的交点沿肋弓向外侧细心切开腹外斜肌至腋中线，再沿腋中线和髂嵴切至髂前上棘，然后由髂前上棘至腹直肌外侧缘作水平切口（注意不要将其深侧的腹内斜肌同时切开），将腹外斜肌翻向内侧，显露腹内斜肌（图 7-2）。观察腹内斜肌的肌纤维自外下向内上呈扇形散开，肌的后部向上止于下三肋，余部至腹直肌外侧缘附近移行为腱膜。

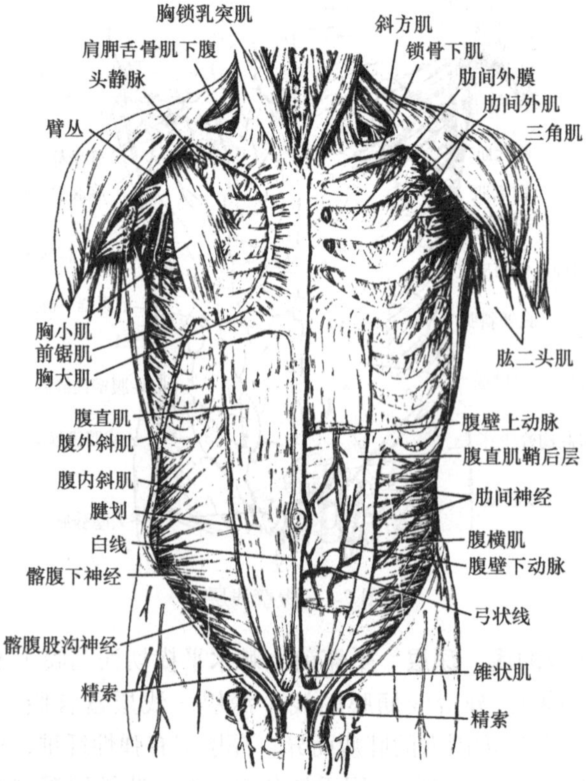
胸锁乳突肌
肩胛舌骨肌下腹
头静脉
臂丛
斜方肌
锁骨下肌
肋间外膜
肋间外肌
三角肌
胸小肌
前锯肌
胸大肌
肱二头肌
腹直肌
腹外斜肌
腹内斜肌
腱划
白线
髂腹下神经
髂腹股沟神经
精索
腹壁上动脉
腹直肌鞘后层
肋间神经
腹横肌
腹壁下动脉
弓状线
锥状肌
精索

图 7-2 腹壁深层

3. 显露肋间神经和肋间后血管 沿上述腹外斜肌切口切开腹内斜肌（注意切口不要太深，以免将腹横肌同时切开），将腹内斜肌翻向内侧。腹内斜肌与腹

横肌结合甚牢，其间有第 7～11 肋间神经、肋下神经及其伴行的肋间后血管经行（图 7-2），分离上述两块肌肉时注意尽可能不损伤上述神经和血管，将它们保留在腹横肌表面，注意它们的走向和节段性分布的特点。

4. 观察腹横肌 腹横肌的肌纤维横行向内侧，至腹直肌外侧缘附近移行为腱膜（图 7-2）。

六、解剖腹直肌及腹直肌鞘

1. 翻开腹直肌鞘前层 在白线的左侧或右侧一横指处纵向切开腹直肌鞘前层，切口上端平剑突尖，下端平髂前上棘。在切口的上、下端各加一横切口，向两侧分离翻开腹直肌鞘前层显露腹直肌。鞘的前层与腹直肌腱划结合紧密，必须用刀尖仔细剥离。

2. 剖查腹直肌及其血管、神经 从腹直肌内侧缘用刀柄和手指向腹直肌深面钝性分离，提起该肌，检查其深面，可见第 7～11 肋间神经、肋下神经及其伴行的肋间后血管自外侧向内侧穿入腹直肌鞘，分支入腹直肌。在腹直肌深面，寻找腹壁上、下动脉及其伴行的同名静脉（图 7-2）。

3. 观察腹直肌鞘后层 在脐以下 4～5cm 处找出腹直肌鞘后层凹向下的弓形游离下缘即弓状线，此线以下，腹直肌深面直接与腹横筋膜相贴。腹壁下动脉在腹直肌鞘下端向上进入腹直肌鞘，分支分布于腹直肌。

【注 意 事 项】

1. 当清理耻骨结节附近的浅筋膜时要特别小心，注意不要破坏腹股沟管浅环和由浅环穿出的髂腹股沟神经终支、精索或子宫圆韧带。

2. 切开腹内斜肌时，位置可适当偏高，避免损伤到髂腹下神经。

3. 变异是人群中存在的正常现象，在解剖探查过程中请注意观察是否存在变异，如：腹壁下动脉和腹壁上动脉的吻合部位可在腹直肌内或其后方；弓状线位置高低不定或弓状线不清晰均为正常现象。

实验二 解剖腹股沟区

【问题·思考】

1. 腹股沟区的结构特点。

2. 腹股沟管的位置、构成及其通过的内容。

3. 腹股沟斜疝、直疝的径路及鉴别的解剖学基础。用所学的知识解释临床上腹股沟疝形成的原因。

【目　　的】

剖查腹股沟区软组织即皮肤、筋膜、肌肉、血管、神经，观察该区的形态特点和主要的局部结构。

【原　　理】

以大体标本为研究对象，对腹股沟区的解剖层次和重要结构进行剖查和验证。

【材　　料】

大体标本、腹股沟区标本、常规解剖器械等。

【方法与结果】

以尸体解剖为主。

一、观察腹股沟韧带

腹外斜肌腱膜的下缘向后卷曲增厚，张于髂前上棘与耻骨结节之间形成腹股沟韧带（图 7-3）。腹股沟韧带构成腹股沟管的下壁。

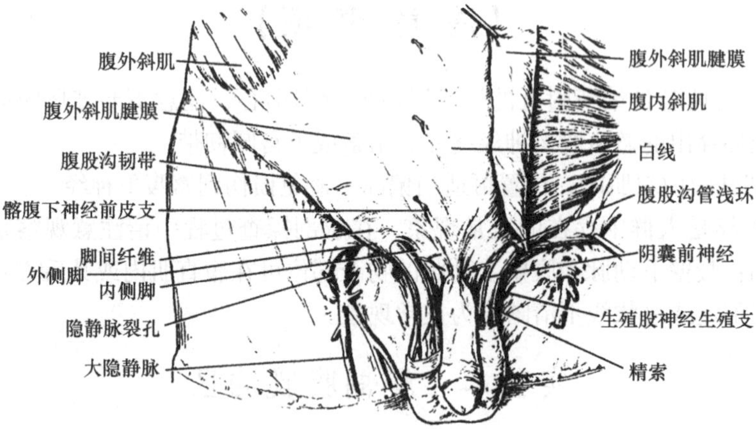
腹外斜肌
腹外斜肌腱膜
腹股沟韧带
髂腹下神经前皮支
脚间纤维
外侧脚
内侧脚
隐静脉裂孔
大隐静脉
腹外斜肌腱膜
腹内斜肌
白线
腹股沟管浅环
阴囊前神经
生殖股神经生殖支
精索

图 7-3　腹股沟管（1）

二、剖查腹股沟管的浅环

在耻骨结节外上方，清理出腹外斜肌腱膜形成的裂隙即腹股沟管浅环，腹外斜肌腱膜及其筋膜在此延续为精索外筋膜。用刀柄钝性分离精索（或子宫圆韧带）的内侧和外侧，显露腹股沟管浅环的内、外侧脚，内侧脚附着于耻骨联合，外侧脚附着于耻骨结节（图 7-3）。提起精索，在精索的后方观察腹股沟韧带内侧端，该处的腱纤维自耻骨结节向内上方织入腹直肌鞘前层形成反转韧带（图 7-5）。

三、打开腹股沟管的前壁

钝性分离腹外斜肌下部三角形的腱膜与其深侧的腹内斜肌，沿腹直肌鞘外侧缘向下至浅环内侧脚的内侧切开腹外斜肌腱膜，注意不要破坏浅环，然后将三角形的腱膜片翻向外下方，打开腹股沟管前壁（图 7-4），显露腹股沟管内的精索（女性为子宫圆韧带）。由于腹内斜肌下部起于腹股沟韧带外侧 2/3，所以在腹股沟管的外侧部，精索的前面有腹内斜肌覆盖。

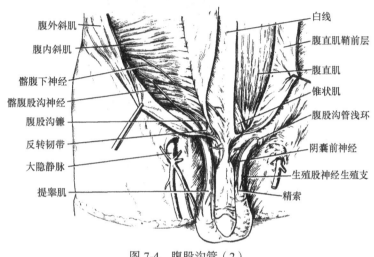

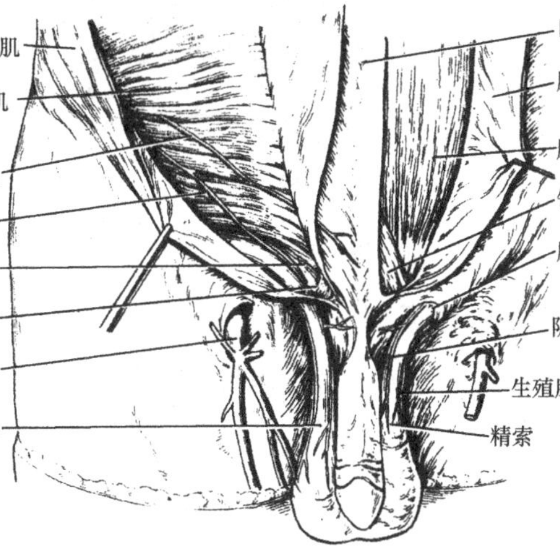
腹外斜肌
腹内斜肌
髂腹下神经
髂腹股沟神经
腹股沟镰
反转韧带
大隐静脉
提睾肌
白线
腹直肌鞘前层
腹直肌
锥状肌
腹股沟管浅环
阴囊前神经
生殖股神经生殖支
精索

图 7-4 腹股沟管（2）

四、观察腹股沟管的上壁

于精索的前外侧找到沿精索下行的髂腹股沟神经，于精索稍上方找到髂腹下神经，它们都是腰丛的分支。髂腹股沟神经伴精索出腹股沟管浅环。在精索的上方，腹内斜肌和腹横肌下缘呈弓形跨过精索，构成腹股沟管上壁，此二肌的下缘分出部分肌束，附于精索内筋膜表面下降形成菲薄的提睾肌。

五、观察腹股沟管的下壁和后壁

游离并提起精索（图 7-5），可见腹股沟管的下壁由腹股沟韧带向后卷曲形成的凹槽构成。精索的后方为腹横筋膜，其构成腹股沟管的后壁。后壁的内侧部有腹股沟镰和反转韧带加强。腹股沟镰又称联合腱，由腹内斜肌和腹横肌下部的腱膜叠合而成，其向内下经精索的后方附着于耻骨结节附近，并向后外延续为耻骨梳韧带。

六、解剖精索

于腹股沟管内切开精索的被膜（提睾肌和精索内筋膜），观察精索内的主要结构。输精管壁厚而腔狭，质地硬实，可用拇指、示指捻认，并注意与其他结构相区别。

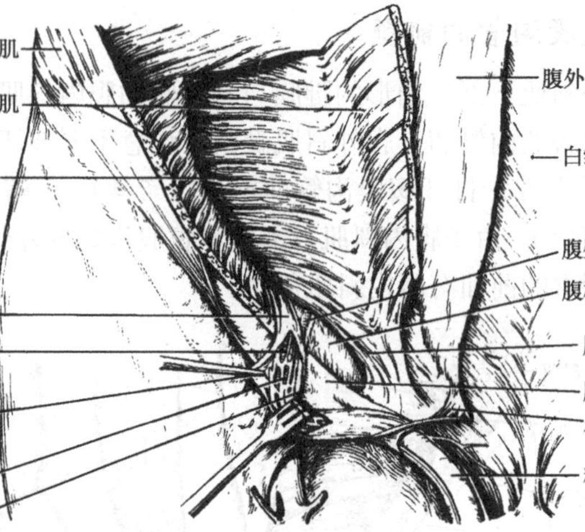
腹外斜肌
腹内斜肌
腹横肌
提睾肌
睾丸动脉
精索内筋膜
蔓状静脉丛
输精管
腹外斜肌腱膜
白线
腹壁下动脉
腹横筋膜
腹股沟镰
腹股沟韧带
反转韧带
精索

图 7-5　腹股沟管（3）

七、剖查腹股沟管的深环

提起精索并沿精索向外上方牵拉腹内斜肌下缘，在腹股沟韧带中点上方一横指处观察腹横筋膜延为精索内筋膜，腹横筋膜围绕精索形成的环口即腹股沟管深环。

循髂前上棘平面小心切开腹直肌及其鞘、腹横肌和腹横筋膜，再沿前正中线向下切开白线至耻骨联合上缘，在此三角形区域，钝性分离腹横筋膜与其深侧的壁腹膜（经腹膜外筋膜层），掀起腹壁肌和腹横筋膜，找到腹壁下动脉。然后在腹壁下动脉外侧的腹横筋膜面上寻认腹股沟管深环。精索内通行的诸结构在深环处集散，辨认输精管和精索内血管，并寻认细索状的鞘韧带，后者自壁腹膜向下通入深环。

八、查看腹股沟三角

腹壁下动脉、腹直肌外侧缘和腹股沟韧带内侧半围成的三角形区域即腹股沟三角，此三角区的浅层结构为腹外斜肌腱膜，深层结构为腹股沟镰和腹横筋膜。

【注 意 事 项】

1. 沿腹直肌鞘外侧缘向下至浅环内侧脚的内侧切开腹外斜肌腱膜时，注意不要破坏腹股沟管浅环。

2. 联合腱的变异较多，解剖时注意寻找并辨认。

3. 在沿前正中线向下切开白线至耻骨联合上缘时，注意只可切至腹膜外筋膜，不要切破壁腹膜。

实验三　腹腔和腹膜腔探查

【问题·思考】

1. 腹膜形成结构的位置和构成。

2. 腹膜腔各区重要间隙的形成、位置和临床意义。

3. 网膜囊和网膜孔的位置、境界及其临床意义。

4. 腹膜与脏器的位置关系有哪三种类型？分类说明腹腔各脏器的腹膜位，以及各脏器在外科手术中的手术入路。

【目　　的】

探查腹膜的分部及主要形成结构，能够描述腹膜腔的分区和主要间隙的名称、位置和临床意义。

【原　　理】

以大体标本为研究对象，对腹腔内的重要脏器和腹膜形成的重要结构进行探查和验证。

【材　　料】

大体标本、腹部标本、常规解剖器械等。

【方法与结果】

以尸体解剖为主。

一、打开腹前外侧壁和腹膜腔

1. 用剪刀沿左、右腋中线胸壁切口向下剪开腹壁肌层和腹膜；横行剪断腹壁上界内面连附的壁腹膜，在近膈肌处切断肝镰状韧带，在近脐处切断肝圆韧带；再从腹壁外侧切口下端循髂嵴上缘切至髂前上棘，于腹股沟区解剖时已沿髂前上棘水平线将腹壁剪开，现仍沿此线剪开壁腹膜，至此，胸腹壁完全游离，一并取下，显露腹膜腔。

2. 观察腹前壁内面脐以下腹膜形成的五条皱襞和三对凹陷（利用保留的腹壁），进一步理解腹股沟内、外侧窝与直疝、斜疝的关系（图 7-6）。

于中线的左侧保留腹膜并观察，①脐正中襞，其中含脐正中韧带，是胚胎时脐尿管的遗迹；②脐内侧襞，其中有脐内侧韧带，是胚胎时脐动脉的遗迹；③脐外侧襞，又称腹壁下动脉襞，其中有腹壁下动脉；④腹股沟外侧窝，位于腹股沟韧带的上方，脐外侧襞的外侧，腹股沟管深环在此窝内；⑤腹股沟内侧窝，位于腹股沟韧带的上方，脐外侧襞的内侧，相当于海氏（Hesselbach）三角区；⑥膀胱上窝，位于脐内侧襞与脐正中襞之间，因其前面有强厚的腹直肌，故此窝一般不发生疝。

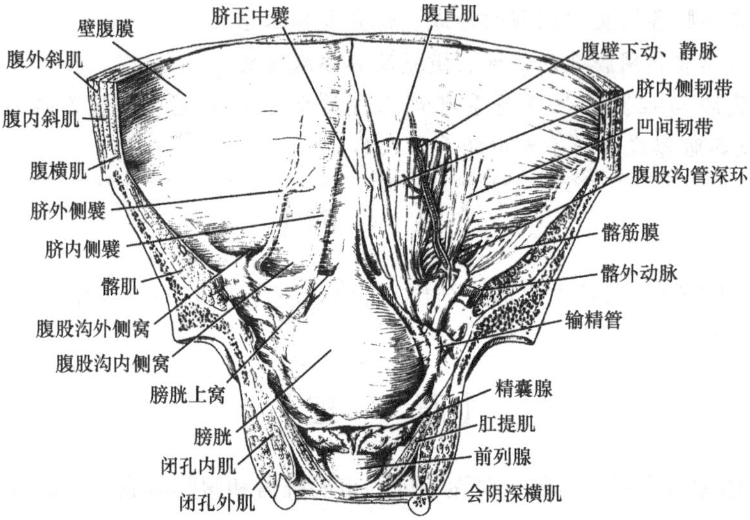
壁腹膜
脐正中襞
腹直肌
腹外斜肌
腹壁下动、静脉
脐内侧韧带
腹内斜肌
凹间韧带
腹横肌
腹股沟管深环
脐外侧襞
脐内侧襞
髂筋膜
髂肌
髂外动脉
腹股沟外侧窝
输精管
腹股沟内侧窝
膀胱上窝
精囊腺
膀胱
肛提肌
闭孔内肌
前列腺
闭孔外肌
会阴深横肌

图 7-6　腹前壁内面脐以下的腹膜

于中线的右侧，揭除脐平面以下的腹膜后观察：①腹壁下动、静脉，注意其行程与体表投影；②脐内侧韧带（即脐动脉索）；③脐正中韧带（即脐尿管索）。

3. 原位观察腹腔脏器（图 7-7）和腹膜腔结肠上、下区及腹膜后隙的划分。

二、探查结肠上区

1. 分别从肝镰状韧带的两侧伸进左、右肝上间隙，可摸到肝镰状韧带向后移行于肝冠状韧带的前层腹膜。右手示指伸到左三角韧带的后方，体会左肝上间隙又可分为左肝上前、后间隙。右肝上间隙不再分为前、后间隙。

2. 将肝推向上方、胃向下牵拉，显露肝下间隙，可见小网膜自肝门连到胃小弯（构成肝胃韧带）和十二指肠上部（构成肝十二指肠韧带），其右缘游离，后面有网膜孔向左通入网膜囊。将左手示指插入网膜孔内，了解网膜孔的大小（1～2 横指）及上、下、前、后四界。再将拇指置于肝十二指肠韧带的前面，拇指、示指间可触知韧带内的结构：胆总管在右前，肝固有动脉在左前，肝门静脉在后方。网膜孔的右方、肝右叶的下面向后可摸到隆起的右肾。肝、肾之间的腹膜凹陷即肝肾隐窝（图 7-8），注意它的连通，此隐窝在平卧位时位置较低，是膈下脓肿的好发部位。

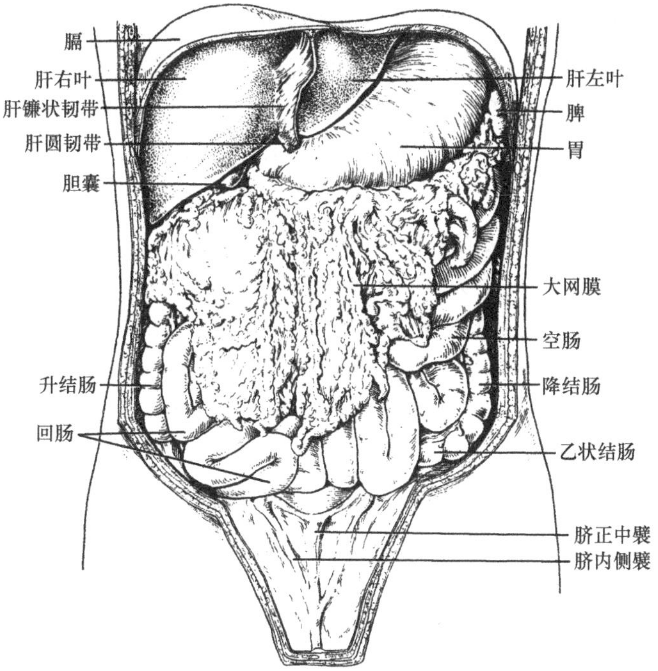
膈
肝右叶
肝镰状韧带
肝圆韧带
胆囊
升结肠
回肠
肝左叶
脾
胃
大网膜
空肠
降结肠
乙状结肠
脐正中襞
脐内侧襞

图 7-7 腹腔脏器原位观

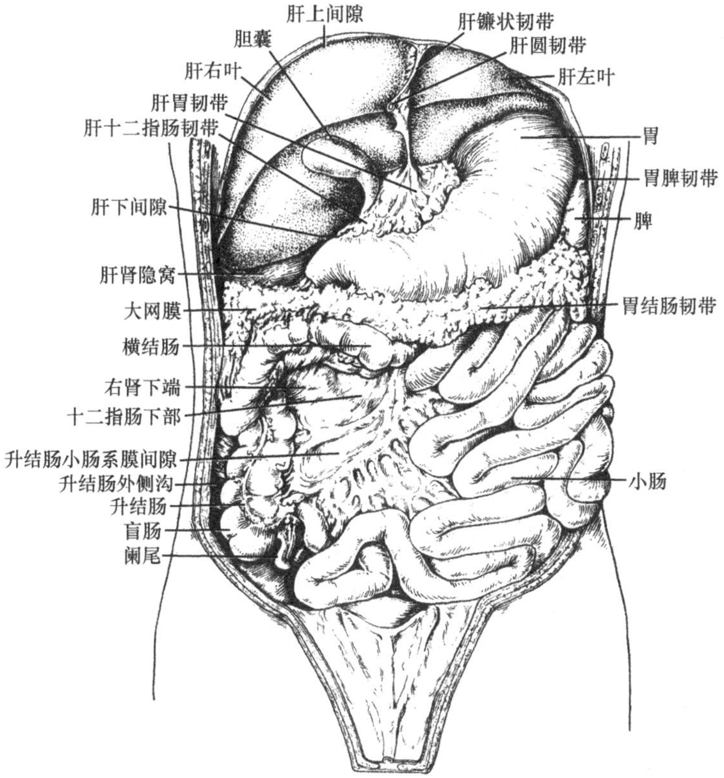
肝上间隙
胆囊
肝右叶
肝胃韧带
肝十二指肠韧带
肝下间隙
肝肾隐窝
大网膜
横结肠
右肾下端
十二指肠下部
升结肠小肠系膜间隙
升结肠外侧沟
升结肠
盲肠
阑尾
肝镰状韧带
肝圆韧带
肝左叶
胃
胃脾韧带
脾
胃结肠韧带
小肠

图 7-8 腹腔脏器（肝推向上，小肠拉向左）

3. 沿胃前壁向左上方伸到膈下，可摸到膨隆的胃底。沿胃小弯向右摸到幽门，此处胃壁厚而硬，因有幽门括约肌的缘故。幽门的右侧即是十二指肠上部。大网膜自胃大弯下垂，遮盖胃下方的腹腔脏器。

4. 将右手伸进左季肋部触摸脾，在脾的前缘摸认脾切迹。手指经膈、脾之间，绕过脾后缘伸向腹后壁，可以摸到左肾上部和脾肾韧带，然后将胃向右下方牵引，观察胃底和脾门之间的胃脾韧带。

5. 在胃大弯血管弓的下方横向切开大网膜前叶（胃结肠韧带），将手向上伸到胃和小网膜的后方，探查网膜囊的范围和分布。胃的后方为网膜囊的主要部分，由此部向左可摸到脾门，由脾门向前是胃脾韧带，向后是脾肾韧带，两韧带之间为脾隐窝。在小网膜的后方是网膜囊前庭，由前庭向上手指可伸到肝尾状叶与膈之间，此为网膜囊上隐窝，再将另一只手的示指伸进网膜孔，两手示指可在网膜囊前庭相遇。在网膜囊后壁可摸到位于腹膜后的胰及左肾上部。

三、探查结肠下区

1. 将大网膜翻向上，根据结肠外形的三大特征鉴别结肠与小肠，以管径粗细、肠壁厚薄、系膜内血管弓多少等特点辨别空、回肠。

2. 将横结肠向上提起，并向下牵拉空肠，找到十二指肠空肠曲，此处有十二指肠上襞，向上与横结肠系膜根相连。两手分别伸进升、降结肠小肠系膜间隙（左、右肠系膜窦），沿腹后壁将小肠捧起，两手尺侧缘分别接触构成小肠系膜的左、右层腹膜。观察小肠系膜根的走向和起止（图 7-9），观察左、右肠系膜窦的形状和构成，并注意它们与其他腹膜间隙的连通情况。

3. 提起盲肠观察阑尾的位置，可多观察几例标本，以了解阑尾位置的个体差异。观察阑尾根部与结肠带的连续关系，在阑尾系膜游离缘透过腹膜可见阑尾动脉，注意其起点及分支。观察结肠各段的腹膜覆被情况，检查横结肠系膜和乙状结肠系膜。探查左、右结肠旁沟的上、下交通情况，在结肠左曲与膈之间找到膈结肠韧带。

4. 在右肠系膜窦的上部，透过腹膜寻认十二指肠水平部，在其外侧摸认右肾下端。在左肠系膜窦的上部可摸到左肾下端。在脊柱的两侧摸认沿腰大肌前面下行的左、右输尿管。

5. 将小肠和乙状结肠向上牵拉，观察盆腔各脏器的位置及脏器之间的腹膜陷凹。

【注 意 事 项】

1. 膀胱为腹膜间位或外位器官，在探查膀胱时注意在腹膜外找寻膀胱。

2. 网膜囊的位置与通连及各网膜隐窝在理解上有一定的难度，可以查阅胚胎发生过程中肠管转位的相关资料来理解该部分内容。

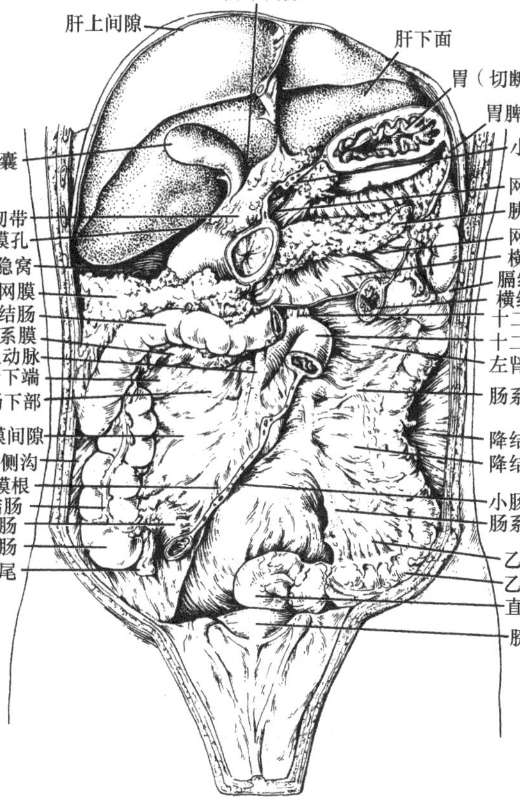
肝下间隙
肝上间隙
肝下面
胃（切断）
胃脾韧带
小网膜（切断）
胆囊
网膜囊前庭
胰
肝十二指肠韧带
网膜孔
网膜囊
横结肠系膜
肝肾隐窝
膈结肠韧带
大网膜
横结肠
横结肠
十二指肠上襞
横结肠系膜
十二指肠空肠曲
肠系膜上动脉
左肾下端
右肾下端
十二指肠下部
肠系膜下动脉的分支
升结肠小肠系膜间隙
降结肠外侧沟
升结肠外侧沟
降结肠小肠系膜间隙
小肠系膜根
小肠系膜
升结肠
肠系膜下动脉的分支
回肠
盲肠
乙状结肠系膜
阑尾
乙状结肠
直肠
膀胱

图 7-9 腹腔脏器（胃、横结肠和小肠已部分切除）

3. 阑尾的位置存在较大变异，有回肠前位、回肠后位、盲肠后位、盲肠下位等，部分大体标本可能存在阑尾切除的情况，所以在寻找阑尾时注意阑尾的寻找方法，观察三条结肠带在阑尾根本的汇聚情况。

实验四 解剖结肠下区

【问题·思考】

1. 系膜三角和空回肠动脉分布的特点及它们对肠切除吻合的意义。

2. 根据阑尾的血液供应和根部的体表投影，试分析阑尾手术切口的位置及切口需要经过哪些层次。

【目 的】

剖查结肠下区器官的位置、毗邻、血液供应和神经支配。

【原 理】

以大体标本为研究对象，对结肠下区的器官结构进行剖查和验证。

【材　　料】

大体标本、腹部标本、常规解剖器械等。

【方法与结果】

以尸体解剖为主。

一、观察结肠下区器官的位置和毗邻

分别观察空肠、回肠（合称系膜小肠）、盲肠、阑尾、升结肠、横结肠、降结肠和乙状结肠的位置及毗邻，然后掩合腹前壁，在腹壁外面定出阑尾根部的体表投影位置，检查此点与 McBurney 点（即阑尾点，位于脐与右髂前上棘连线的中、外 1/3 交界处）是否吻合。

二、剖查肠系膜上动、静脉

1. 清理肠系膜上动、静脉的主干　重新掀开腹前壁，将大网膜、横结肠及其系膜翻向上方，把空、回肠推向左下方，显露肠系膜根部，沿肠系膜根右侧切开小肠系膜的右层腹膜，并向左下揭向小肠，于小肠系膜缘处将其切断揭除，保留肠系膜左层腹膜。然后从肠系膜根开始清理肠系膜上动、静脉主干，向下清理至回肠末段，向上至胰下缘，并于此处沿胰下缘切开腹膜 4～5cm，将胰略提起，向上清理肠系膜上动、静脉根部。肠系膜上静脉追至与脾静脉合成门静脉处，肠系膜上动脉根部周围有肠系膜上丛和肠系膜上淋巴结围绕，观察后将淋巴结清除。神经丛可只用刀背拨寻并小心清理。

2. 清理肠系膜上动、静脉的支流　①清理自肠系膜上动脉左侧壁发出的空、回肠动脉（清除伴行静脉和淋巴结），观察其反复分支、相互吻合和分布于肠壁的情况。②剥去横结肠系膜的后层和肠系膜根右侧至升结肠之间的腹膜，从上向下依次清理自肠系膜上动脉右侧壁发出的分支，追踪中结肠动脉至横结肠；右结肠动脉至升结肠；回结肠动脉至回、盲肠结合处。③沿盲肠前结肠带找到阑尾，在阑尾系膜近游离缘处找出阑尾动脉，向上追踪至回结肠动脉。④在十二指肠下部和胰头之间，自肠系膜上动脉的右缘找到胰十二指肠下动脉（图 7-10）。此动脉在胰头和十二指肠下部之间向右行，剥离到分为前、后支处即可。

三、剖查肠系膜下动、静脉

1. 清理肠系膜下动脉本干　将空、回肠推向右上，乙状结肠牵向左下，在腹后壁腹主动脉下段的左前方，透过腹膜可见一圆条状隆起，此即肠系膜下动脉本干所在，切开其表面腹膜，即可显露。沿肠系膜下动脉本干向上清理至十二指肠下部后方，可见其起自腹主动脉。肠系膜下动脉的上段不与静脉伴行，其根部周围有肠系膜下丛，稍作清理，肠系膜下淋巴结可予以切除。

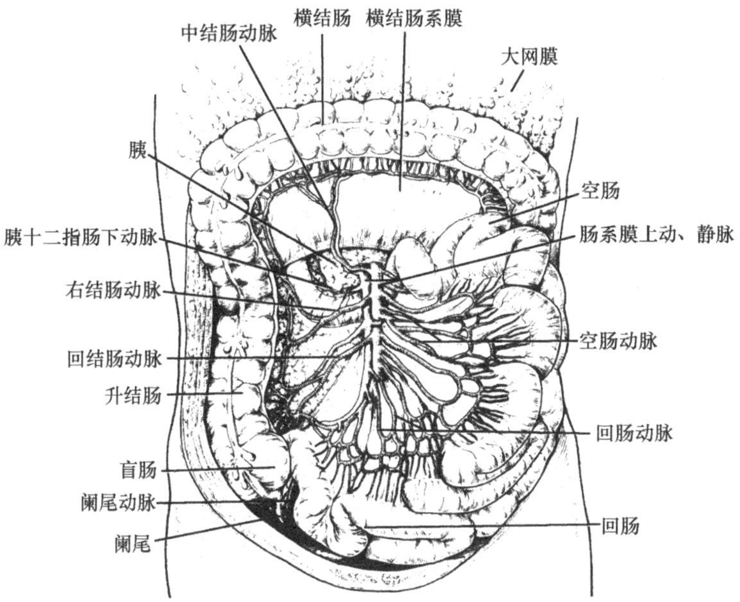
中结肠动脉
横结肠
横结肠系膜
大网膜
胰
空肠
胰十二指肠下动脉
肠系膜上动、静脉
右结肠动脉
空肠动脉
回结肠动脉
升结肠
回肠动脉
盲肠
阑尾动脉
回肠
阑尾

图 7-10 升结肠小肠系膜间隙

2. 清理肠系膜下动、静脉的支流 将腹后壁腹膜自肠系膜下动脉本干处向两侧剥离至降结肠和肠系膜根，并揭除乙状结肠系膜的右层腹膜，然后沿肠系膜下动脉本干的左侧壁自上而下清理出由其发出的左结肠动脉至降结肠、乙状结肠动脉至乙状结肠（图 7-11），再沿肠系膜下动脉本干向下追踪其终支直肠上动脉至骨盆入口处。

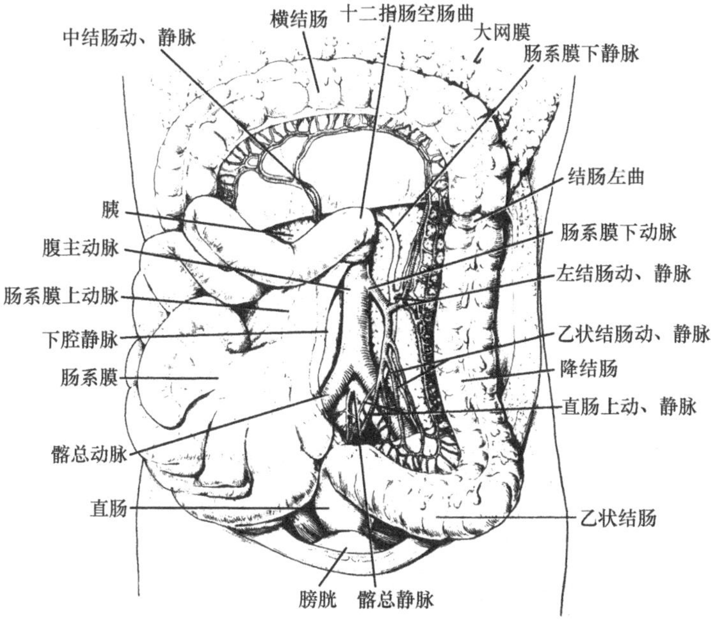
横结肠
十二指肠空肠曲
中结肠动、静脉
大网膜
肠系膜下静脉
结肠左曲
胰
肠系膜下动脉
腹主动脉
左结肠动、静脉
肠系膜上动脉
乙状结肠动、静脉
下腔静脉
降结肠
肠系膜
直肠上动、静脉
髂总动脉
直肠
乙状结肠
膀胱
髂总静脉

图 7-11 降结肠小肠系膜间隙

3. 清理肠系膜下静脉本干　沿直肠上静脉向上追踪肠系膜下静脉至胰后方注入脾静脉处。肠系膜下静脉也可注入肠系膜上静脉或脾静脉与肠系膜上静脉交角处。

【注 意 事 项】

1. 空、回肠动脉的分支分布因人而异，解剖时可在肠系膜根的近侧和远侧各选取一段，每段各剖出 3～4 个分支直至肠系膜缘的直小动脉，观察空、回肠动脉的分支、分布情况，并比较血管弓和直小动脉的数量和形态。

2. 门静脉属支有多种汇合形式，注意多观察几具大体标本，同时观察并体会肠系膜下动、静脉的不完全伴行情况。

实验五　解剖结肠上区

【问题·思考】

1. 肝的位置、毗邻及固定肝的韧带。
2. 肝外胆道的组成、胆总管的分段与毗邻。
3. 胃的位置、形态、分部、血管分布和神经支配。

【目　　的】

剖查结肠上区器官的位置、毗邻、血管分布、神经支配和主要的局部结构。

【原　　理】

以大体标本为研究对象，对结肠上区的重要器官和结构进行剖查和验证。

【材　　料】

大体标本、腹部标本、常规解剖器械等。

【方法与结果】

以尸体解剖为主。

一、观察结肠上区器官的位置和毗邻

先观察肝、胆囊、胃和脾的位置和毗邻，然后掩合腹前壁，在腹壁表面定出肝、胆囊底、胃幽门和脾的体表投影位置。

二、清理胃网膜左、右动、静脉

再次翻开腹前壁，在胃大弯中份下方约 1cm 处胃结肠韧带中，找出胃网膜

左、右动脉，观察两者的吻合情况。向右清理胃网膜右动脉至幽门下方，并追踪其发自胃十二指肠动脉处（图 7-12）。向左清理胃网膜左动脉至脾门处，可见它起于脾动脉。注意沿胃网膜左、右动脉排列有胃网膜左、右淋巴结。清理由脾动脉发出的 2～4 支胃短动脉，此动脉经胃脾韧带分布至胃底部。观察胃网膜左静脉注入脾静脉，胃网膜右静脉注入肠系膜上静脉。

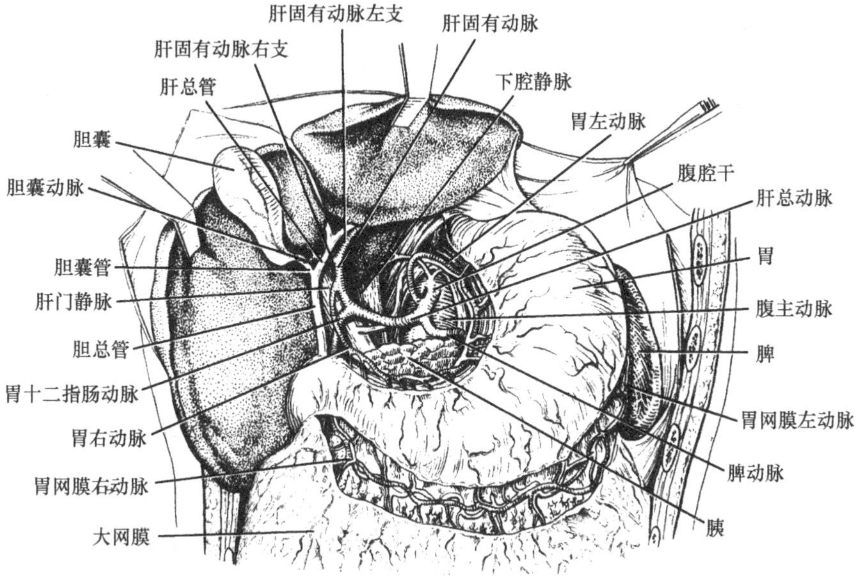
肝固有动脉左支
肝固有动脉
肝固有动脉右支
肝总管
下腔静脉
胃左动脉
胆囊
腹腔干
胆囊动脉
肝总动脉
胆囊管
胃
肝门静脉
腹主动脉
胆总管
脾
胃十二指肠动脉
胃网膜左动脉
胃右动脉
脾动脉
胃网膜右动脉
胰
大网膜
图 7-12　肝下间隙（肝拉向上）

三、清理胃左、右动、静脉

将肝推向右上方，胃向下拉，显露小网膜。沿胃小弯的中份剖开小网膜，找到胃左动脉及与其伴行的胃左静脉，沿胃小弯向左上方清理这两条血管至贲门处，观察胃左动脉有发至食管下端的食管支。注意沿胃左动脉分布的胃左淋巴结。

在胃小弯的右侧部解剖出胃右动脉及与其伴行的胃右静脉，沿胃小弯向右清理胃右动脉，经幽门上缘追至肝十二指肠韧带内，可见胃右动脉起自肝固有动脉（也可起自其他动脉）。沿胃右动脉分布有胃右淋巴结。观察胃左、右动脉的吻合情况，追踪胃右静脉可见其汇入门静脉。

尽量将胃向下拉，从贲门处继续解剖胃左动脉至网膜囊后壁的胃胰左襞内，再追踪至胃左动脉起始处。细心清理胃左静脉，可见此静脉经腹腔干前方，行向右下注入门静脉。

四、解剖胃的迷走神经

在贲门前方，仔细分离和观察迷走神经前干、贲门支、肝支和胃前支。肝支多为 1～2 支，在小网膜内向右入肝丛。循胃小弯追踪胃前支，该支在小弯侧行于小网膜两层之间，沿途发出数条胃壁支随胃左动脉的分支分布于胃前壁，最后于角切迹附近分成鸦爪形终支，分布于幽门部前壁。于贲门右后方，分离迷走神经后干、胃底支、腹腔支和胃后支。腹腔支向右入腹腔丛。沿胃小弯深部解剖胃后支，该支发出数条胃壁支，伴胃左动脉的分支分布到胃后壁，最后以鸦爪形分支分布于胃幽门部后壁。

五、解剖肝十二指肠韧带和胆囊

1. 纵行剖开肝十二指肠韧带，清理其中的肝固有动脉（居左前）、胆总管（居右前）和肝门静脉（居后方）。

2. 向肝门方向追踪肝固有动脉，可见其分为左、右两支。细心剖出胆囊动脉，观察它的起始和经过。

3. 向肝门方向追踪胆总管，可见它由肝总管和胆囊管合成。

4. 从肝的胆囊窝内将胆囊稍加分离，辨认胆囊的底、体、颈、管。胆囊颈在肝门处急转向左下连于胆囊管，胆囊管以锐角与肝总管汇合成胆总管。在此处观察胆囊三角，它由胆囊管、肝总管及肝围成。在胆囊三角内寻找胆囊动脉，并追踪它的起点。

六、清理胃十二指肠动脉

向下追踪肝固有动脉至肝总动脉，可见肝总动脉分出胃十二指肠动脉。追踪胃十二指肠动脉至十二指肠上部的后方，可见其在此处分为胃网膜右动脉和胰十二指肠上前、上后动脉。沿胃十二指肠动脉尚有幽门淋巴结分布。

七、剖查腹腔干和腹腔淋巴结

将胃翻向上方，大网膜和横结肠拉向下方，尽量显露网膜囊后壁。在胃胰左、右襞内分别剖出胃左动脉和肝总动脉，并向它们的根部追踪，可找到从腹主动脉发出的腹腔干（图 7-13）。沿腹腔干根部向左清理出脾动脉的起始段。在腹腔干的周围有腹腔淋巴结和腹腔丛。淋巴结质脆，观察后可将其清除，腹腔丛待后剖查。

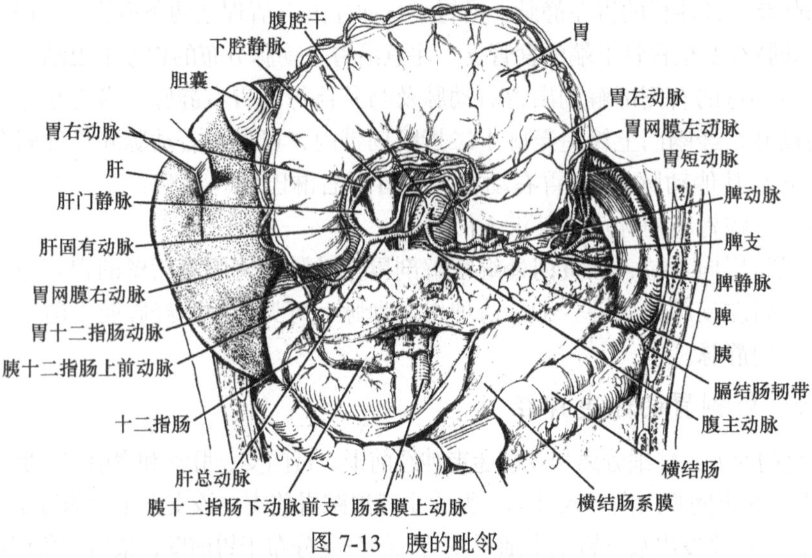
腹腔干
下腔静脉
胆囊
胃右动脉
肝
肝门静脉
肝固有动脉
胃网膜右动脉
胃十二指肠动脉
胰十二指肠上前动脉
十二指肠
肝总动脉
胰十二指肠下动脉前支
肠系膜上动脉
横结肠系膜
横结肠
腹主动脉
膈结肠韧带
胰
脾
脾静脉
脾支
脾动脉
胃短动脉
胃网膜左动脉
胃左动脉
胃

图 7-13　胰的毗邻

【注 意 事 项】

胆囊动脉的起始和分支均存在变异，请观察大体标本辨认，原位观察胆囊三角，并体会胆囊三角的临床意义。

实验六 解剖腹膜后隙

【问题·思考】

1. 腹膜后隙的位置和境界，主要器官及其对腹膜外手术的意义。
2. 肾的位置、毗邻及其临床意义，肾蒂内主要结构的排列。
3. 腹主动脉的行程及其主要分支。
4. 下腔静脉的位置及其主要属支。

【目 的】

剖查腹膜后隙器官的位置、毗邻、血管分布、神经支配；剖查腹主动脉、下腔静脉和腰丛等重要结构。

【原 理】

以大体标本为研究对象，对腹膜后隙的重要器官和结构进行剖查和验证。

【材 料】

大体标本、腹部标本、常规解剖器械等。

【方法与结果】

以尸体解剖为主。

一、清理脾动脉

将胃上翻，大网膜与横结肠下拉，充分暴露网膜囊后壁。沿胰上缘切开腹膜，将胰上缘稍向下剥离并牵拉，从脾动脉根部向左追踪脾动脉至脾门。脾动脉入脾前分出胃网膜左动脉和胃短动脉，后者经胃脾韧带到胃底（图 7-13）。在脾动脉中段寻找有无胃后动脉发出，注意观察其支数、行径及分布，其伴行静脉汇入脾静脉。在脾门处有脾淋巴结，沿胰上缘、脾动脉周围有胰上淋巴结。

二、清理脾静脉

将胰头和胰体向下翻转，清理位于脾动脉下方的脾静脉，注意勿损伤从下向上注入脾静脉的肠系膜下静脉。向右清理脾静脉至其在胰颈后方与肠系膜上静脉汇合成门静脉处，然后向上清理位于肝十二指肠韧带内的门静脉至肝门，追踪它的左、右支，同时观察胃左静脉注入门静脉的情况。

三、清理腹腔丛

在腹腔干周围，仔细清理腹腔丛。在腹腔干根部的左侧找到左腹腔神经节，质韧而硬，以此可与淋巴结相区别。右腹腔神经节位于下腔静脉的深侧。内脏大神经自胸腔向下穿膈连于腹腔神经节。

四、解剖胰和十二指肠

1. 解剖胰 原位观察胰的分部和毗邻（图 7-13）。胰分为头、体、尾三部分，胰头被十二指肠的上部、降部、下部环绕，胰尾与脾门接近。细心剖开胰体前面的一部分胰腺组织，寻找与胰长轴平行的胰管。胰管在十二指肠降部后内侧壁内与胆总管汇合形成肝胰壶腹，开口于十二指肠大乳头。将十二指肠、胰头和结肠右曲一齐翻向左侧，清理十二指肠和胰头后面，可见胆总管沿十二指肠和胰头之间下降，下端穿入肠壁与胰管汇合。

2. 观察十二指肠壁内面 纵行切开十二指肠降部的前壁，可见降部黏膜有许多环状皱襞，在降部后内侧壁上有一黏膜纵襞，其下端的突起即十二指肠大乳头。在大乳头上方约 2cm 处，试寻认十二指肠小乳头。

五、解剖左肾区

在胰的前下方，沿横结肠系膜根切开系膜的上层腹膜，并将切口向左延长切断膈结肠韧带，然后上推胰和胃，下拉横结肠及其系膜，即可见覆盖左肾前方的肾前筋膜。靠近肾内侧缘纵行切开肾前筋膜，其深面为脂肪囊。将刀柄插入肾前筋膜的深面，使肾前筋膜与脂肪囊分离，并用刀柄向上、下、外侧探查，了解肾前、后筋膜层在上方和外侧互相愈着的情况。清除肾前筋膜及深面的脂肪组织，暴露左肾和肾上腺。肾表面包裹一层致密的结缔组织膜，即纤维囊。切开此囊并将其从肾表面剥离，在正常肾脏上此囊容易剥离（图 7-14）。

在肾的内侧缘找到肾门，清理出入肾门的结构，注意肾静脉、肾动脉和肾盂由前向后排列。

六、观察腰部脊柱左侧结构

将空、回肠连同小肠系膜一并推向右侧，于降结肠左侧纵行切断结肠与腹壁之间的腹膜联系，将结肠连同肠系膜下动、静脉也翻向右侧，充分暴露腹后壁腰部脊柱左侧的结构。首先分离睾丸动、静脉（或卵巢动、静脉）。在腰大肌前面寻找比火柴梗略粗的蓝色条纹即睾丸（卵巢）静脉，在静脉旁找到伴行的睾丸（卵巢）动脉，尽可能向上追寻到它的起始点。观察脊柱前的腹主动脉、腹主动脉丛、腰淋巴结和下腔静脉，清理出腹主动脉的壁支腰动脉、膈下动脉及其伴行静脉。在脊柱旁找到输尿管，向上追踪到肾门，向下追踪到骨盆上口，然后将肠管复位（图 7-14）。

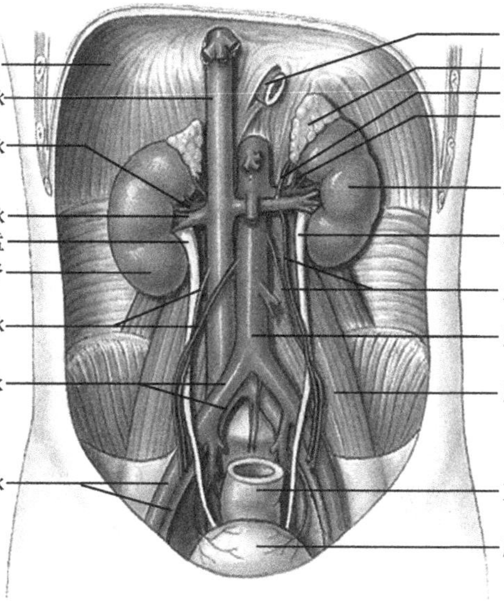
膈
下腔静脉
右肾动脉
右肾静脉
右肾盂
右肾
右睾丸（卵巢）动、静脉
右髂总动、静脉
右髂外动、静脉
食管
左肾上腺
左肾上腺静脉
左肾上腺下动脉
左肾
左输尿管
左睾丸（卵巢）动、静脉
腹主动脉
腰大肌
直肠
膀胱

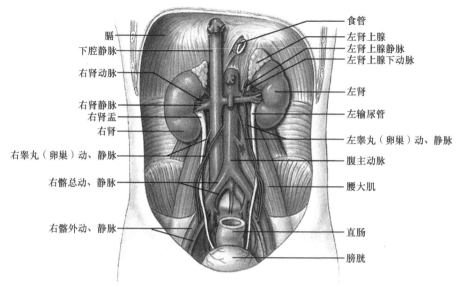

图 7-14　腹后壁（肾区结构和大血管）

七、解剖右肾区

清理右肾周围的筋膜和脂肪组织，观察右肾的位置、毗邻和出入肾门的结构，并比较左、右肾静脉的差异（图 7-14）。

八、观察腰部脊柱右侧结构

在升结肠右侧纵行切断结肠与腹壁之间的腹膜联系，将结肠、小肠连同肠系膜上动脉及其分支一起掀向左侧，清理睾丸（卵巢）动、静脉，观察并比较左、右睾丸（卵巢）静脉的回流位置（图 7-14）。

九、剖查腰丛和腰交感干

稍加清理腰大肌和腰方肌，于腰大肌外侧缘由上而下辨认肋下神经和腰丛分支。在腰大肌内侧缘沿脊柱两侧可见纵行的腰交感干。每侧腰交感干上有 3～4 个膨大的交感干神经节，观察从神经节上发出的腰内脏神经走向腹主动脉丛。腰交感干向下经髂总动、静脉深面进入盆腔（图 7-15、图 7-16）。

十、剖查髂窝结构

切开髂窝的腹膜，清理睾丸动、静脉和由腹环处转向盆腔的输精管；在女尸，则清理卵巢动、静脉，然后撕除髂窝腹膜，查认髂肌和腰大肌。在腰大肌外侧缘与髂肌之间切开筋膜，找出股神经（图 7-14、图 7-15）。

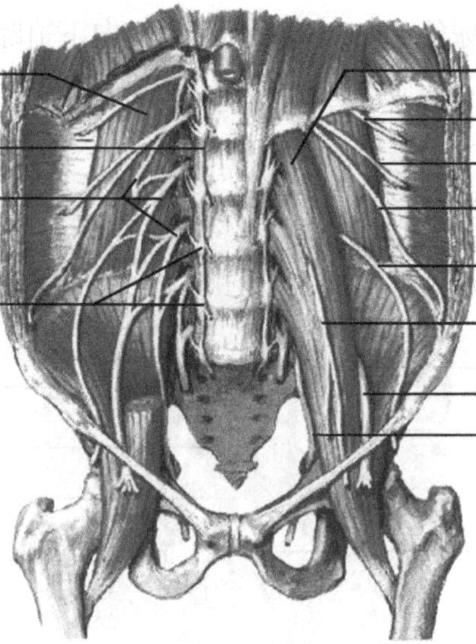
腰方肌
腰交感干
腰丛
腰交感干神经节
腰大肌
肋下神经
髂腹下神经
髂腹股沟神经
腹外侧皮神经
生殖股神经
股神经
闭孔神经

图 7-15 腹后壁（腰丛和交感干）

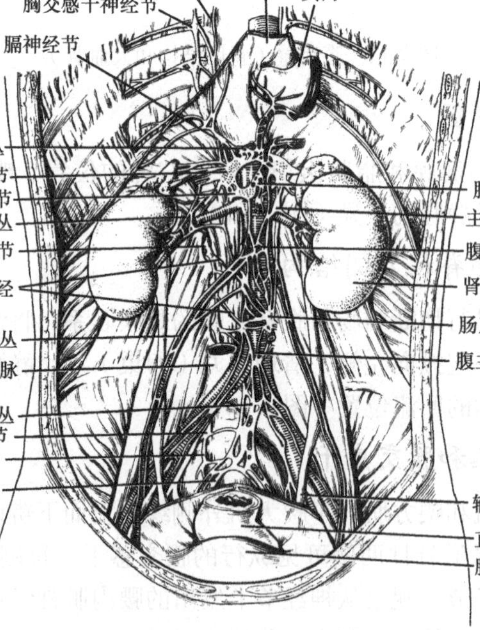
内脏大神经
膈
贲门
胸交感干神经节
膈神经节
腹腔丛
腹腔神经节
肠系膜上神经节
肾丛
腰交感干神经节
腰内脏神经
精索丛
下腔静脉
上腹下丛
骶交感干神经节
骶交感干
下腹下丛
肠系膜上丛
主动脉肾神经节
腹主动脉丛
肾
肠系膜下神经节
腹主动脉
输尿管
直肠
膀胱

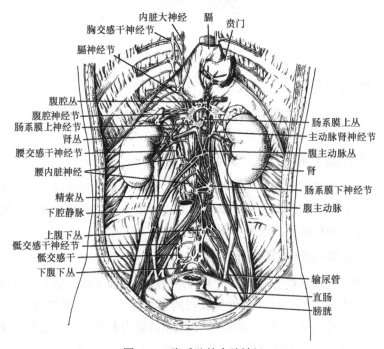

图 7-16 腹后壁的内脏神经

【注 意 事 项】

1. 肾动脉分支存在较大变异，解剖时注意有无异常走行的肾段动脉，它通常起自肾动脉主干或直接起自腹主动脉；有近半数的动脉分支不经过肾门入肾，称为副肾动脉，解剖时注意观察有无副肾动脉。

2. 注意输尿管的行程、位置及狭窄部位。

实验七 观察并解剖腹后壁

【问题·思考】

1. 腰丛的位置、分支和分布。
2. 经腰区肾手术时注意避免损伤哪些结构?

【目 的】

剖查腹后壁的肌肉、血管、神经，观察各结构的分布特点。

【原 理】

以大体标本为研究对象，对腹后壁的重要结构进行剖查和验证。

【材 料】

大体标本、腹壁标本、常规解剖器械等。

【方法与结果】

以尸体解剖为主。

腹后壁主要由脊柱腰段和腹后壁肌构成。脊柱腰段由腰椎及其之间的连接组成，腰部的椎间盘容易发生突出。腹后壁肌包括腰大肌和腰方肌，前者来自髂腰肌。在腰大肌的外侧缘由上向下有腰丛的髂腹下神经、髂腹股沟神经、股外侧皮神经和股神经穿出；在其内侧缘下部有腰丛的闭孔神经穿出；在其中部表面有腰丛的生殖股神经穿出（图 7-14、图 7-15）。在腰大肌内侧缘与脊椎腰段之间有腰交感干经行。

【注 意 事 项】

1. 请在第 12 肋下缘找寻肋下神经，其下方与其近似平行的两条神经由外上向内下依次是髂腹下神经、髂腹股沟神经。

2. 交感干腰部神经节较小，节间支较细，请在腰大肌内侧缘细心寻找。

第八章　盆部与会阴

盆部位于躯干的下部，包括盆壁、盆膈、盆腔和盆腔内容物。盆壁由小骨盆和附于其内面的盆壁肌构成。盆膈由封闭骨盆下口的盆膈肌及盆膈上、下筋膜构成。盆壁和盆膈围成盆腔，向上经骨盆上口通腹腔，盆腔内含有消化、泌尿、生殖系统部分器官及血管、神经等。

会阴是盆膈以下封闭骨盆下口的全部软组织的总称，借通过两侧坐骨结节的连线，分为前方的尿生殖三角和后方的肛三角。妇产科也将外生殖器和肛门之间的狭小区域称为会阴（狭义会阴）。

实验一　解 剖 会 阴

【问题·思考】

1. 会阴的分区，男、女性会阴结构的特点。
2. 尿生殖膈的构成，男、女性会阴浅、深隙的组成及其内容物。
3. 男性尿道破裂尿外渗的蔓延部位及解剖学基础。
4. 会阴中心腱的形成及其临床意义。

【目　　的】

剖查会阴处软组织即皮肤、筋膜、外生殖器、肌肉、血管、神经，观察各层结构的分布特点和主要的局部结构。

【原　　理】

以大体标本为研究对象，对会阴区的重要结构和局部结构进行剖查和验证。

【材　　料】

大体标本、盆会阴标本、常规解剖器械、结扎线、锯、咬骨钳等。

【方法与结果】

以尸体标本解剖为主。

一、尸位

尸体标本仰卧位解剖阴茎和阴囊，然后对分盆部和会阴，解剖会阴的各层次结构。

二、摸认体表标志

在肛门两侧的稍前方，用力按压皮肤，触摸坐骨结节，沿结节向前内触摸坐骨支、耻骨下支和耻骨联合下缘。在肛门稍后方的正中线上，摸认尾骨尖。然后观察会阴的范围、分区和外生殖器的形态，于男尸查看阴茎和阴囊，于女尸查看阴阜、大阴唇、小阴唇、阴蒂、阴道前庭和阴道口等。

三、解剖阴茎

1. 皮肤切口　在阴茎背面，自耻骨联合前方沿正中线做一纵行切口，向上与腹前壁下切口相接，向下至阴茎包皮。

2. 剖查阴茎背浅静脉　将皮肤翻向两侧，观察阴茎包皮的构成和包皮腔的位置。在正中线上清理位于阴茎浅筋膜内的阴茎背浅静脉。

3. 阴茎浅筋膜　将阴茎背浅静脉牵向一侧，沿皮肤切口切开该筋膜并翻向两侧，观察其包绕阴茎。

4. 阴茎悬韧带和阴茎深筋膜　在阴茎与耻骨联合之间，用镊子轻轻分离结缔组织，可见较致密的阴茎悬韧带，向下附于阴茎深筋膜（图 8-1）。沿阴茎背面正中线，轻轻切开并分离阴茎深筋膜，观察该筋膜包绕三个海绵体。

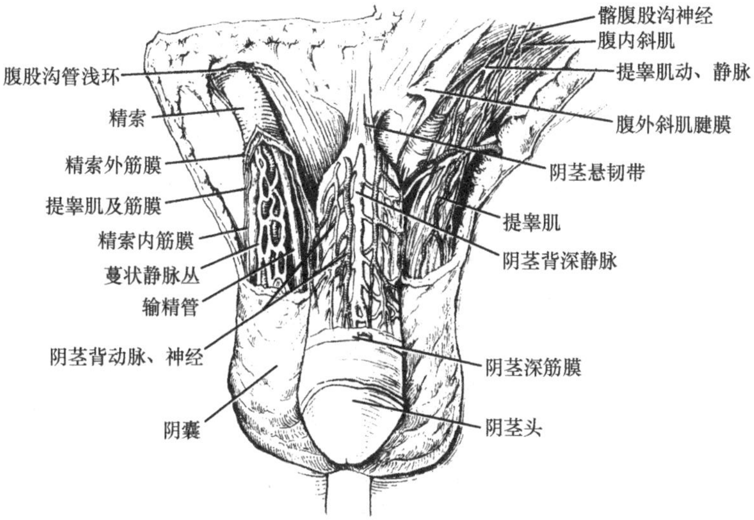
髂腹股沟神经
腹内斜肌
提睾肌动、静脉
腹外斜肌腱膜
阴茎悬韧带
提睾肌
阴茎背深静脉
阴茎深筋膜
阴茎头
腹股沟管浅环
精索
精索外筋膜
提睾肌及筋膜
精索内筋膜
蔓状静脉丛
输精管
阴茎背动脉、神经
阴囊

图 8-1　男性外生殖器的血管和神经

5. 阴茎背深静脉、阴茎背动脉和神经　在正中线上，阴茎深筋膜深面，寻找阴茎背深静脉，在此静脉的两侧有阴茎背动脉，阴茎背动脉外侧有阴茎背神经（图 8-1）。向上追至耻骨联合下缘穿阴茎悬韧带处，观察其沿途分支。

6. 阴茎的海绵体　继续翻开阴茎浅、深筋膜，在阴茎头背侧的凹陷内，小心剥离嵌于凹陷内的阴茎海绵体前端，向后分离一段，使阴茎海绵体与尿道海绵体分开。两阴茎海绵体紧密并列，不能分离。横断阴茎体中部，观察白膜、海绵样结构和尿道等。于耻骨联合下缘处将残存阴茎推向前下，可见两阴茎海绵体向后分开移行为阴茎脚，附于耻骨下支和坐骨支。

四、解剖阴囊

1. 皮肤切口 自腹股沟管皮下环向下至阴囊下缘纵行切开阴囊皮肤，翻向两侧。

2. 剖查肉膜 皮肤深面略呈红色缺乏脂肪的浅筋膜即肉膜。沿皮肤切口切开肉膜并翻向两侧，顺肉膜深面向中线处探查由其发出的阴囊中隔。向后、前、上方分别探查肉膜与会阴浅筋膜、阴茎浅筋膜和Scarpa筋膜的延续。

3. 解剖精索 用无齿镊或刀柄自皮下环向下至睾丸上端钝性分离精索。沿皮肤切口由外向内轻轻切开和分离精索外筋膜、提睾肌及其筋膜、精索内筋膜，复习三层被膜与腹前外侧壁层次的关系。在精索内分离输精管、睾丸动脉和蔓状静脉丛等（图 8-2）。注意观察输精管在精索内的位置和粗细，用拇指、示指捏捻体会其硬度，并与上述其他结构进行比较。

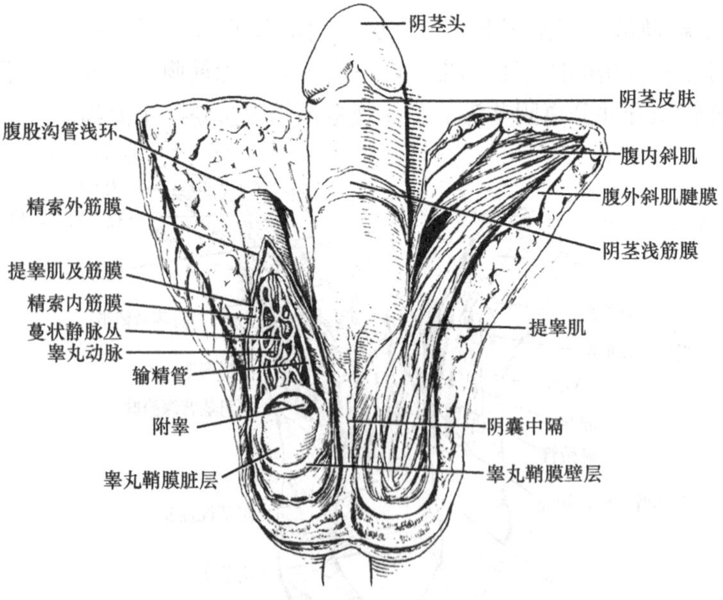

阴茎头
阴茎皮肤
腹股沟管浅环
腹内斜肌
腹外斜肌腱膜
精索外筋膜
阴茎浅筋膜
提睾肌及筋膜
精索内筋膜
蔓状静脉丛
睾丸动脉
提睾肌
输精管
附睾
阴囊中隔
睾丸鞘膜脏层
睾丸鞘膜壁层

图 8-2 阴囊、睾丸和精索的被膜

4. 探查鞘膜腔 沿皮肤切口下段纵行切开睾丸鞘膜壁层，即打开鞘膜腔（图 8-2）。用小指或刀柄探入腔内探查腔的范围及鞘膜脏、壁层在睾丸及附睾后缘的移行。

5. 观察睾丸和附睾的位置和形态。

五、对分盆部和会阴

1. 横断躯干 ①结扎和切断乙状结肠：于小骨盆上口附近将乙状结肠内容

物挤向上方，用线绳将乙状结肠双重结扎。在两结扎线之间切断乙状结肠，沿肠管剪断乙状结肠系膜，将乙状结肠上段、盲肠和阑尾等游离并推向上方。②切断腹后壁软组织：将腹后壁肌、下腔静脉、腹主动脉和输尿管等平第 4、5 腰椎间切断。③锯断脊柱：平上述高度锯断脊柱，使盆部与腹部分离。

2. 对分盆部和会阴　①对分脏器：沿正中平面切开会阴、盆腔脏器等软组织。为了保证脏器切面整齐对称，先定准各器官的位置和切线，再细心切割。在剖切尿道时，可用适当粗细探针，自尿道外口插入尿道，沿探针引导的方向缓缓切开，务使尿道切成均等的两半。②锯开脊柱下段和耻骨联合：沿正中矢状面纵行锯开耻骨联合、第 5 腰椎、骶骨和尾骨，将尸体下半部分成左、右对称的两半。清除直肠内容，将标本冲洗干净。

六、会阴部切皮和翻皮片

每一半会阴做如下皮肤切口：①从坐骨结节向内侧作横切口。②绕肛门（女尸还要绕外阴裂）做弧形切口。由内侧分别向前外和后外翻起两块皮片。

七、解剖肛区

1. 剖查阴部内动脉、阴部神经及其分支　在梨状肌下孔处找到已剖出的阴部内动脉和阴部神经。沿血管、神经的行程清理，见其穿坐骨小孔，进入坐骨直肠窝外侧壁的阴部管。切开阴部管（即闭孔内肌筋膜），向前清理至尿生殖三角后缘，注意勿向前过多修剥，以免破坏尿生殖三角的结构，沿途清理由其发出的肛动脉和肛神经，追至肛门附近（图 8-3、图 8-4）。

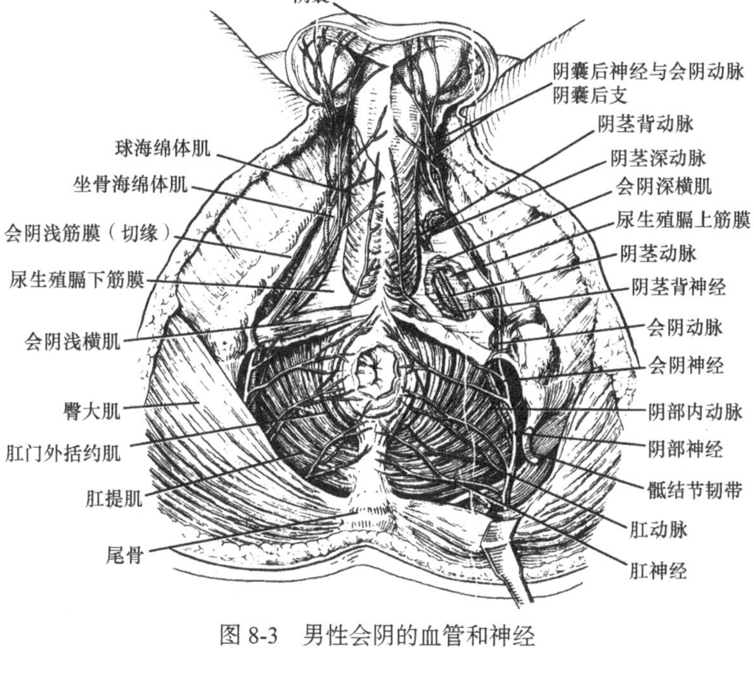
阴囊
阴囊后神经与会阴动脉
阴囊后支
阴茎背动脉
球海绵体肌
阴茎深动脉
坐骨海绵体肌
会阴深横肌
尿生殖膈上筋膜
会阴浅筋膜（切缘）
阴茎动脉
尿生殖膈下筋膜
阴茎背神经
会阴动脉
会阴浅横肌
会阴神经
臀大肌
阴部内动脉
肛门外括约肌
阴部神经
骶结节韧带
肛提肌
肛动脉
尾骨
肛神经

图 8-3　男性会阴的血管和神经

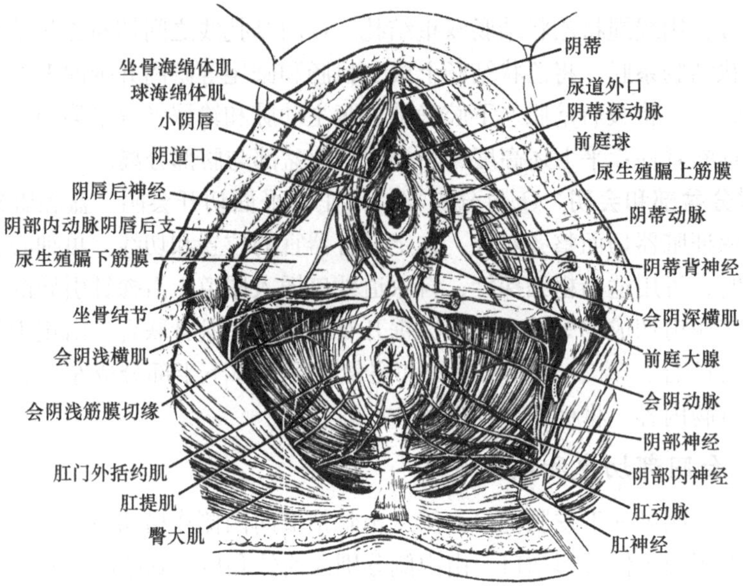

坐骨海绵体肌
球海绵体肌
小阴唇
阴道口
阴唇后神经
阴部内动脉阴唇后支
尿生殖膈下筋膜
坐骨结节
会阴浅横肌
会阴浅筋膜切缘
肛门外括约肌
肛提肌
臀大肌
阴蒂
尿道外口
阴蒂深动脉
前庭球
尿生殖膈上筋膜
阴蒂动脉
阴蒂背神经
会阴深横肌
前庭大腺
会阴动脉
阴部神经
阴部内神经
肛动脉
肛神经

图 8-4　女性会阴的血管和神经

2. 剖查肛门外括约肌　保留肛动脉和肛神经，剔除肛门周围的脂肪，显露肛门外括约肌及其后方的肛尾韧带。试辨认肛门外括约肌的皮下部、浅部和深部，皮下部与皮肤连系较紧，翻皮时可能会受损（图 8-3、图 8-4）。

3. 剖查坐骨直肠窝　保留上述血管神经，清除肛门三角的脂肪，显露坐骨直肠窝，观察其各壁、窝尖及前、后隐窝的形成。进一步清理坐骨直肠窝内侧壁的脂肪，观察贴于肛提肌、尾骨肌下面的盆膈下筋膜，然后剥除此筋膜，观察肛提肌。剖除坐骨直肠窝外侧壁的闭孔内肌筋膜，观察闭孔内肌（图 8-3、图 8-4）。

八、解剖尿生殖区

1. 显露会阴浅筋膜　清除尿生殖区浅筋膜的脂肪层，显露浅筋膜的膜性层，即浅会阴筋膜或 Colles 筋膜。脂肪层与邻近区浅筋膜相移行，并可见一些细小神经，即会阴神经的皮支由深面穿出，不必保留。

2. 探查会阴浅隙的范围　用尖镊轻轻提起会阴浅筋膜，沿正中线或外阴裂（女性）做一纵行切口，将小指或刀柄探入其深面的会阴浅隙，向两侧和前、后方探查该隙的范围、连通和筋膜的附着延续情况。会阴浅筋膜向前上与阴囊肉膜、阴茎浅筋膜及腹前壁的 Scarpa 筋膜相续，两侧附于耻骨弓和坐骨结节，向后在尿生殖区后缘与尿生殖膈下筋膜愈合，两筋膜共同围成会阴浅隙。因此，会阴浅隙的侧缘和后缘封闭，但前上方则与阴茎、阴囊和腹前外侧壁下部的 Scarpa 筋膜深面相连通。女性会阴浅隙中央有尿道和阴道通过，故该隙范围较小。

3. 剖查会阴浅隙的结构　在会阴浅筋膜后缘稍前方，自正中线向外侧至坐骨支做一横切口，将会阴浅筋膜翻向前外方，观察会阴浅隙内结构（图 8-3、图 8-4）。

（1）会阴动脉和神经：在会阴浅隙后外侧分别由阴部内动脉和阴部神经分出。向前清理至阴囊（或大阴唇）后面。

（2）会阴浅层肌：清除隙内结缔组织，观察位于两侧覆盖阴茎脚（阴蒂脚）的坐骨海绵体肌、位于中部覆盖尿道球（前庭球）的球海绵体肌（阴道括约肌）和位于尿生殖三角后缘的会阴浅横肌。

（3）阴茎脚（阴蒂脚）和尿道球（前庭球）：轻轻剥离坐骨海绵体肌和球海绵体肌（阴道括约肌），观察肌深面的阴茎脚（阴蒂脚）和尿道球（前庭球）。女性于前庭球后端还可觅见前庭大腺（腺体较小，不必细剖）。

（4）会阴中心腱：在尿生殖区后缘中央处稍加清理，可见由会阴诸肌和肛门外括约肌等共同附着形成的会阴中心腱。

4. 显露尿生殖膈下筋膜　将尿道球（前庭球）推向内侧，将阴茎（蒂）脚附着处切断向前上翻起，清除会阴浅隙内的脂肪，可见深面的尿生殖膈下筋膜（图 8-3、图 8-4）。

5. 剖查会阴深隙的结构　①会阴深横肌和尿道括约肌：剔除尿生殖膈下筋膜，即可见横行的会阴深横肌和环绕尿道的尿道膜部括约肌，女性为尿道阴道括约肌（图 8-3、图 8-4）。②阴茎（蒂）背动脉、神经：沿坐骨支向前，在会阴深横肌浅面或在肌束间寻找。向前追至阴茎（蒂）脚与耻骨下支间，向后至其发出处。③尿道球腺：在男性会阴深横肌后部肌束中，豌豆大小，试寻认之，但不必细找。

【注 意 事 项】

1. 阴茎皮肤薄，浅筋膜缺乏脂肪，切口不能过深。

2. 双重结扎乙状结肠时，绳要扎紧，以免导致切断肠管后内容物外流。

3. 剥离坐骨海绵体肌和球海绵体肌时，注意观察自深面进入阴茎（蒂）脚的阴茎（蒂）深动脉，血管细小，不必细找。

实验二　解 剖 盆 部

【问题·思考】

1. 盆壁、盆膈（盆底）的定义及主要结构。

2. 盆腔主要脏器的位置、形态特点、毗邻及临床意义。

3. 男、女盆腔脏器的血管、淋巴及神经支配。

4. 盆筋膜的配布特点及其与腹膜的关系，盆筋膜间隙的组成、特点及临床意义。

5. 骶丛的位置、组成、分支和分布范围。

【目　　的】

剖查盆筋膜、盆腔脏器（位置、毗邻、血液供应、神经支配）、血管、神经及盆腔内的皱襞和陷凹等结构。

【原　　理】

以大体标本为研究对象，对盆腔内某些重要的结构和局部结构进行剖查和验证。

【材　　料】

大体标本、盆会阴标本、常规解剖器械等。

【方法与结果】

以尸体解剖为主。

一、摸认体表标志

在腹壁下缘摸认耻骨联合上缘、耻骨结节、髂前上棘、髂嵴和髂后上棘；骨盆下口的体表标志见会阴部内容。

二、观察盆腔脏器与腹膜在盆腔的配布

1. 男性盆腔脏器与腹膜

（1）男性盆腔脏器：男性盆腔主要容纳尿生殖器和消化管末段（图 8-5）。膀胱位于最前方，其前上端尖细，紧贴耻骨联合后面，向上延续为脐正中韧带。膀胱后面邻接输精管壶腹和精囊腺，膀胱下方接前列腺。直肠位于盆腔后部、骶骨前面，输尿管和输精管盆段沿盆侧壁行向膀胱底。

（2）男性盆腔腹膜的配布：腹前壁腹膜向下至耻骨联合上方折向后，覆盖膀胱上面、两侧面和精囊腺上端，继折向后上方，覆盖直肠中段的前面及上段的前面和侧面，再向上包裹乙状结肠并续为乙状结肠系膜。脏器表面的腹膜向两侧延伸移行到盆侧壁。腹膜在直肠与膀胱之间形成直肠膀胱陷凹。陷凹的两侧壁各有一近矢状位的腹膜皱襞，绕直肠两侧达骶骨前面，为骶生殖襞。膀胱两侧面的腹膜向上反折至盆侧壁时形成膀胱旁窝，此窝大小随膀胱充盈程度而变化。

2. 女性盆腔脏器与腹膜

（1）女性盆腔脏器：女性盆腔主要容纳女性尿生殖器和直肠（图 8-6）。膀胱位于最前方，直肠在后方，子宫和阴道上段居中间。子宫两侧为输卵管、卵巢和输尿管。

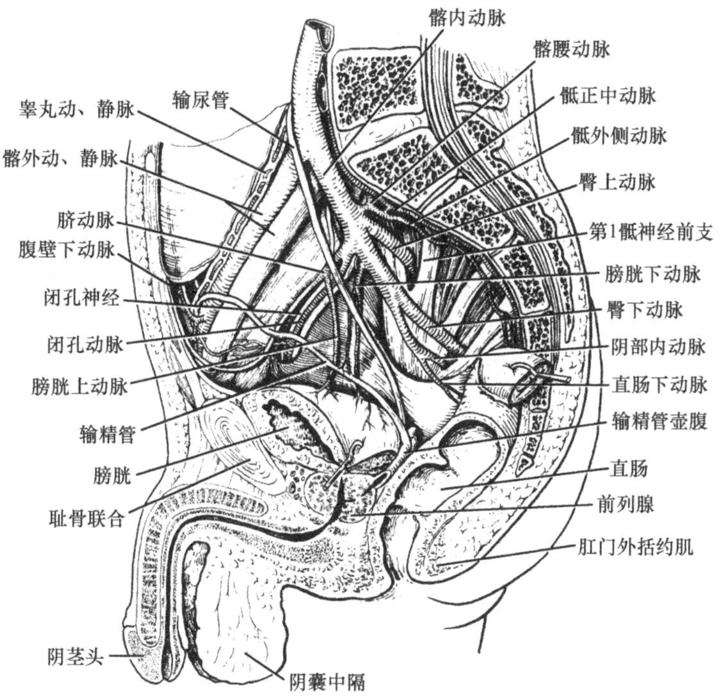
髂内动脉
髂腰动脉
骶正中动脉
骶外侧动脉
臀上动脉
第1骶神经前支
膀胱下动脉
臀下动脉
阴部内动脉
直肠下动脉
输精管壶腹
直肠
前列腺
肛门外括约肌
睾丸动、静脉
输尿管
髂外动、静脉
脐动脉
腹壁下动脉
闭孔神经
闭孔动脉
膀胱上动脉
输精管
膀胱
耻骨联合
阴茎头
阴囊中隔

图 8-5　男性盆腔的血管和神经（正中矢状断面）

（2）女性盆腔腹膜的配布：女性盆腔腹膜的配布大致与男性者相似（图 8-6），但在膀胱与直肠之间有子宫和阴道上段，故腹膜自膀胱上面向后移行覆盖子宫体、底和阴道后壁上部，再折向后上覆盖直肠中段前面及上段前面和两侧，向上包裹乙状结肠并形成乙状结肠系膜。

腹膜在膀胱与子宫之间、子宫与直肠之间的转折形成两个陷凹，前方者为膀胱子宫陷凹，后方者为直肠子宫陷凹，后者是腹膜腔的最低点。覆盖子宫前、后面的腹膜向两侧延伸形成双层腹膜，为子宫阔韧带，其上缘包含输卵管。透过阔韧带前层可见子宫圆韧带自子宫与输卵管交角处行向前外至腹股沟管腹环。膀胱两侧有腹膜形成的膀胱旁窝、直肠子宫陷凹两侧有近矢状位的直肠子宫襞，襞深面有自子宫颈至骶骨前面的骶子宫韧带。

三、追查输尿管、输精管与子宫圆韧带的行程

1. 输尿管　撕去盆壁腹膜，在髂血管前方找到输尿管，向下追至膀胱底。

2. 输精管与子宫圆韧带　撕去腹前壁下部的腹膜，在腹股沟管腹环处找出输精管，向盆腔追至膀胱底。在女尸的相同部位找出子宫圆韧带，沿之切开阔韧带前层，追至输卵管与子宫的交角处。自子宫颈向后查认骶子宫襞，切开腹膜，观察骶子宫韧带。

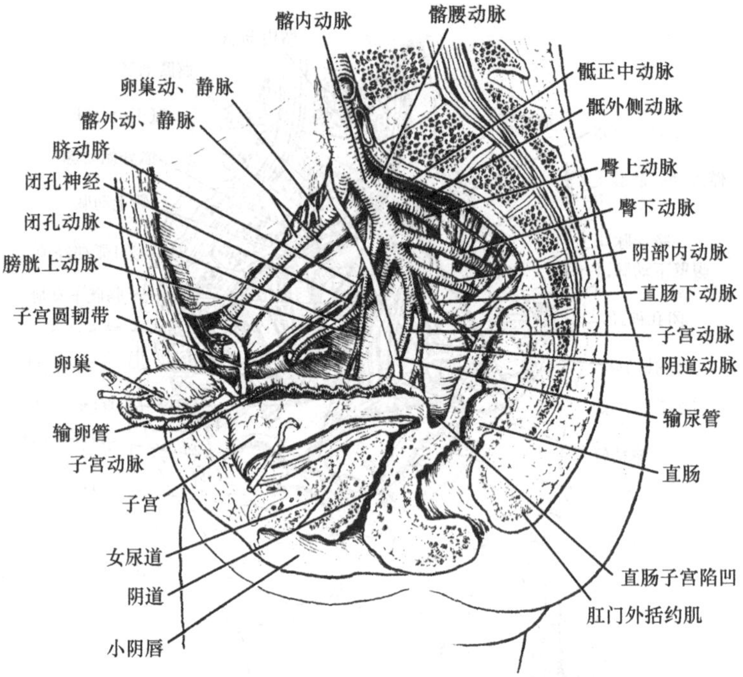
髂内动脉
髂腰动脉
卵巢动、静脉
髂外动、静脉
脐动脐
闭孔神经
闭孔动脉
膀胱上动脉
子宫圆韧带
卵巢
输卵管
子宫动脉
子宫
女尿道
阴道
小阴唇
骶正中动脉
骶外侧动脉
臀上动脉
臀下动脉
阴部内动脉
直肠下动脉
子宫动脉
阴道动脉
输尿管
直肠
直肠子宫陷凹
肛门外括约肌

图 8-6　女性盆腔的血管和神经（正中矢状断面）

四、探查盆筋膜间隙

1. 耻骨后隙　将膀胱推向后，手指伸入耻骨联合与膀胱之间，此即耻骨后隙，内有疏松结缔组织、脂肪和静脉丛。

2. 直肠后隙　将直肠推向前，手指伸入直肠与骶前筋膜间，探查直肠后隙，内有疏松结缔组织、直肠上血管和奇神经节等。

五、剖查盆腔血管和淋巴结

1. 直肠上动脉　在残余乙状结肠系膜中找出肠系膜下动脉，追踪其进入盆腔的终末支即直肠上动脉，直至直肠。

2. 髂总和髂外动、静脉及淋巴结　髂总动脉在骶髂关节前方分为髂外、内动脉。清理与髂总、髂外动、静脉伴行的同名淋巴结，可保留 1～2 个，备日后复习。试在腹股沟韧带稍上方剖查腹壁下动脉起始段，向上至腹壁的远段已剖查。

3. 骶正中动脉和骶淋巴结　将直肠推向前，在骶骨前面中线处试寻找细小的骶正中动脉及沿血管排列的骶淋巴结。

4. 髂内动脉及其分支　从骶髂关节前方向下清理髂内动脉至坐骨大孔上缘，清理出其脏、壁分支。壁支有闭孔动脉、臀上动脉、臀下动脉、髂腰动脉和骶外侧动脉；脏支有脐动脉、膀胱下动脉、直肠下动脉和阴部内动脉，女性还有子宫动脉（图 8-5、图 8-6）。壁支清理至与已剖出的远段接续，脏支清理至入脏器处。女尸解剖子宫动脉时应注意观察它跨过输尿管的前方（图 8-7）。各动脉分支的伴行静脉、脏器周围的静脉丛和髂内淋巴结等可在观察后清除。脏器周围结缔组织中的神经丛不可去除，留待下一步剖查。

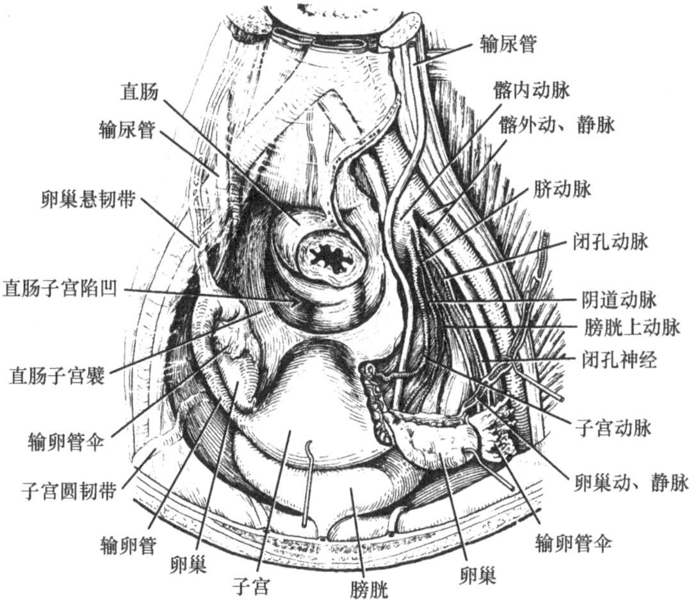
输尿管
直肠
输尿管
髂内动脉
髂外动、静脉
卵巢悬韧带
脐动脉
闭孔动脉
直肠子宫陷凹
阴道动脉
膀胱上动脉
闭孔神经
直肠子宫襞
子宫动脉
输卵管伞
子宫圆韧带
卵巢动、静脉
输卵管伞
输卵管
卵巢
子宫
膀胱
卵巢

图 8-7　卵巢和子宫的血管（上面观）

六、剖查盆腔神经

1. 上腹下丛和盆丛　在第 5 腰椎前方，中线附近用尖镊分离自腹主动脉丛向下延续的上腹下丛，向下延至直肠两侧续于盆丛（下腹下丛）。盆丛与结缔组织不易分离，稍为显露即可（图 8-8）。

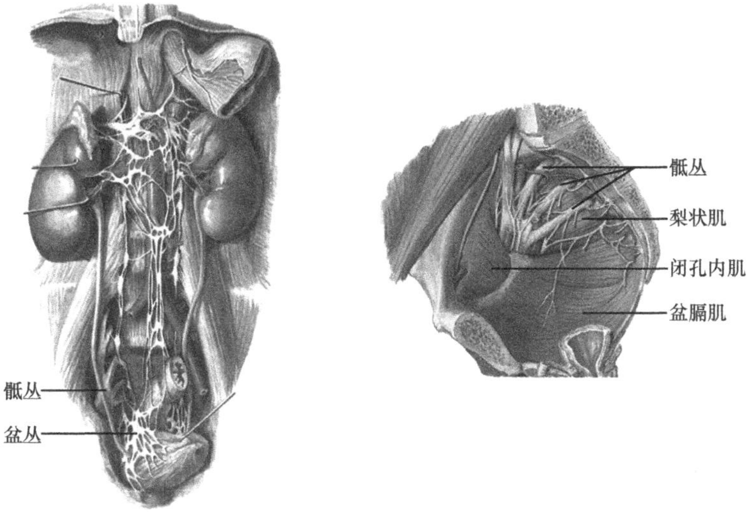
骶丛
盆丛
骶丛
梨状肌
闭孔内肌
盆膈肌

图 8-8　盆腔的神经

2. 盆内脏神经和骶交感干 提起盆丛，清理观察第 2～4 骶神经前支各发出一条盆内脏神经加入盆丛。在骶前孔内侧清理骶交感干和位于尾骨前方的奇神经节，该神经节较小，可不必细找。

3. 骶丛 在腰大肌内侧缘深面清理出腰骶干，向下在骨盆后壁清理各骶神经前支，它们自骶前孔穿出，斜向外下在梨状肌前吻合成骶丛（图 8-8）。

4. 闭孔神经和股神经 分别在腰大肌内、外侧缘寻找闭孔神经和股神经，前者追至穿出闭膜管，后者追至穿出肌腔隙（图 8-8）。

【注 意 事 项】

1. 追踪女性输尿管至子宫颈外侧时，注意勿损伤在其前方跨过的子宫动脉。

2. 髂内动脉分支常有变异，应细心辨认。

3. 较粗大的静脉切除前宜先结扎，以防凝血脱出污染结构。